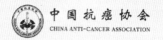

中国抗癌协会
CHINA ANTI-CANCER ASSOCIATION

胃肠间质瘤

中国肿瘤整合诊治指南（CACA）

CACA GUIDELINES FOR HOLISTIC INTEGRATIVE MANAGEMENT OF CANCER

2022

丛书主编 ◎ 樊代明

主　　编 ◎ 李　勇

U0244939

天津出版传媒集团

天津科学技术出版社

图书在版编目(CIP)数据

中国肿瘤整合诊治指南.胃肠间质瘤.2022 / 樊代明丛书主编;李勇主编. -- 天津 : 天津科学技术出版社, 2022.6

ISBN 978-7-5742-0119-4

Ⅰ.①中… Ⅱ.①樊… ②李… Ⅲ.①胃肠病－间皮瘤－诊疗－指南 Ⅳ.①R73-62

中国版本图书馆CIP数据核字(2022)第104714号

中国肿瘤整合诊治指南.胃肠间质瘤.2022
ZHONGGUO ZHONGLIU ZHENGHE ZHENZHI ZHINAN.
WEICHANGJIANZHILIU.2022

策划编辑：方 艳

责任编辑：胡艳杰

责任印制：兰 毅

出　版：天津出版传媒集团
　　　　 天津科学技术出版社

地　址：天津市西康路35号

邮　编：300051

电　话：(022)23332390

网　址：www.tjkjcbs.com.cn

发　行：新华书店经销

印　刷：天津中图印刷科技有限公司

开本787×1092　1/32　印张3.5　字数63 000
2022年6月第1版第1次印刷
定价：35.00元

所　剑　　郑志超　　侯英勇　　赵　岩　　赵雪峰

赵　群　　唐　磊　　徐文通　　徐泽宽　　徐　皓

秦叔逵　　钱浩然　　陶凯雄　　高志冬　　曹　晖

梁　寒　　黄宝俊　　揭志刚　　廖国庆　　翟　刚

蔡建强　　潘志忠　　薛　玲

目录

第一章

概述

胃肠间质瘤（gastrointestinal stromal tumor，GIST）是胃肠道最常见的间叶源性肿瘤，也是迄今为止靶向药物治疗最成功的实体肿瘤，多数继发于 KIT/PDG-FRA 突变。GIST 可以发生于胃肠道的任何部位，胃和小肠最常见，偶发于胃肠外。GIST 无特异性症状，可以表现为腹部疼痛或肿块、腹腔或消化道出血等，有时会继发肿瘤破裂或梗阻而需急症处理。转移/复发是 GIST 治疗中的常见事件，腹膜和肝脏是常见的转移部位，淋巴结和其他部位转移少见。根据是否初治和有无合并转移，可把 GIST 区分为"原发局限性"及"复发和（或）转移性"两种临床类型。

近年来，随着基础研究进展，分子病理学、影像学、微创技术等诊疗技术进步，以及药物研发，对 GIST 生物学行为认识不断深入，疗效有了长足进步，靶向药物与外科手术的整合成为 GIST 治疗的基石。但除部分局限性患者外，距离治愈还有很长距离。

C-KIT 基因及 PDGFRA 基因突变引起的 KIT 蛋白/

PDGFR蛋白功能的改变在多数GIST发病中起重要作用，免疫组化有助于疾病诊断，基因检测可明确详细的突变情况，对指导用药和判断预后具重要价值。但仍有不同突变类型/突变亚型的临床表现，继发突变发生原因，野生型GIST发病机制等问题待解决。

手术在GIST的治疗地位并未随药物研发进展而减弱，R0切除是手术追求的目标和长期生存的前提，但是最合适的术式待探讨。在药物治疗方面，众多临床研究支持伊马替尼在术后辅助治疗及转移复发治疗中的一线地位，后续的激酶抑制剂也有各自的适用人群，遵循复发风险分级及基因分型指导的药物治疗可能是最好的选择。但用药后耐药进展的治疗是严峻挑战。

GIST治疗周期较长，在治疗过程中会遇到疾病或药物相关问题，规律随访、适时心理和营养指导以及适时多学科整合诊治（MDT与HIM）的介入，有助于提高疗效。

流行病学

　　GIST是胃肠道最常见的间叶组织源性肿瘤，占胃肠道恶性肿瘤的0.1%~3%。胃和小肠是GIST最常见的原发部位，结直肠、食管及胃肠道外少见。GIST作为一种小瘤种，建立GIST专病登记数据库的国家和地区很少，多是合并在某些其他肿瘤登记库收集的GIST数据，早年不少GIST是在转移后或表现出恶性生物学行为后才被登记，导致真实发病率被低估。现有资料显示全球平均年发病率为10~15例/百万人，东亚人群发病率略高于欧美。中国年发病率在4.3~22例/百万人，其中中国上海、香港地区及韩国的发病率为19~22例/百万人。捷克、美国较低，为4.3~7例/百万人；瑞典西部为14.5例/百万人；英国在13.2~15/百万人，相当于每年新增病例800~900人。意大利普利亚区2006-2015年年龄标化后的年发病率为1.8例/10万。近年来，GIST发病率呈升高趋势，一项来自法国癌症登记显示，2000-2005年法国GIST发病率显著升高。GIST发病率升高可能与GIST诊断标准升级、胃肠镜普及、相关人群越发重视体检与筛查有关，尤其是在常规胃肠镜和胶囊内镜检查中会偶然发现一些小GIST。小GIST特指直径<2cm的GIST。近年来无明显症状的小GIST检出率明显提高，小GIST常发生在胃、食管或食管胃结合部。GIST在所有年龄均可患病，平均发病年龄为60~65岁，小于40岁占比不足10%，男性发病率略高于女性或两者基本接近。我国一项多中心大规模的回顾性病例分析显示，患者的中位年龄为58岁（18~95岁），男女比例为1.15∶1与国际报道一致。但某些特殊亚型GIST如琥珀酸脱氢酶（succinate dehydrogenase，SDH）缺陷型GIST发病年龄较低，女性多见。

第三章

胃肠间质瘤的诊断与鉴别诊断

第一节 胃肠间质瘤的临床表现

早期GIST（直径<2cm）可无明显症状，往往是在肿瘤普查或常规体检、内镜、影像学，或因其他疾病手术时被发现。随着疾病进展、病灶增大，对机体局部和全身性影响逐渐加重，从而产生一系列症状。临床表现与肿瘤大小、发生部位、肿瘤与肠壁关系、是否破溃、穿孔等因素有关，可出现下列症状：乏力、消瘦、发热等一般症状；哽咽感、吞咽困难；腹部不适、腹胀以及腹痛；腹部肿块、胆道梗阻等；肠梗阻相关症状；贫血、黑便、呕血、便血等消化道出血表现；急腹症的临床表现等。

第二节 胃肠间质瘤的影像学表现

GIST的影像学检查分为常规技术（CT）与备选技术（MRI、PET/CT、上消化道造影）。CT兼顾循证证据与可及性、普适性，作为定性定位、诊断与鉴别诊断、可切除性评价、生物学行为评估和靶向治疗疗效评价的基本手段；MRI、上消化道造影及 PET/CT 尽管有循证证据，但目前可及性及普适性不高，作为 CT 增强扫描禁忌或 CT 诊断存疑时的备选。

1 原发胃肠间质瘤的影像学表现

CT：CT 增强扫描在 GIST 病变定性定位、诊断、范围测量、成分评估、周围脏器侵犯、播散转移等方面的评价具有重要价值，作为 GIST 疗前评估和疗效评价的常规方法。扫描范围包括全腹盆（膈顶到盆底）。

MRI：MRI 目前作为 GIST 的候补影像检查手段。推荐对 CT 造影剂过敏者或 CT 疑诊肝转移者应用。肝细胞特异性造影剂有助于提高 MRI 对肝转移癌的检出和数目判断。MRI 扩散成像（DWI）有助于小病灶检出，及靶向治疗疗效的预测和评价。

PET/CT：可反映组织内部代谢改变而成为影像学形态成像的补充。目前可用于 CT 疑诊远处转移的进一步诊断。还可为 GIST 靶向治疗疗效的评价提供敏感指标。目前不做常规推荐，可结合临床具体情况应用。

GIST 的生长方式以结节、肿块状占绝大多数。按照肿瘤与消化道壁的关系，一般将其大体形态分为四型：Ⅰ型（壁内型），此类肿瘤多数较小，起源于肌中层，同时向两侧突起而呈梭形的大体形态；Ⅱ型

（腔内型），肿块向腔内突出生长，造成胃肠腔的局限性狭窄，并由于食物研磨的动力作用，局部磨损重而易致溃疡出现；Ⅲ型（腔外型），肿瘤突向腔外生长，对胃肠道腔影响不大，相当部分病例由于向腔外生长明显，相邻消化道壁仍显完整；Ⅳ型（双向型），多数瘤体较大，同时突向消化道管腔内外，中间残存部分肌组织插入而致哑铃状形态。

GIST病灶境界多数较清晰，并常伴分叶。增强扫描显示病变多数血供丰富，中高度强化，伴瘤周多发迂曲血管。大部分病例增强CT及MRI扫描表现为周边强化模式，中央低强化区域对应出血、坏死、囊变或黏液变等，仅8%~10%表现均匀强化。GIST常伴溃疡，CT或MRI可清晰显示溃疡形态，多呈潜掘状、裂隙状或口小底大的烧瓶状。

MRI上肿瘤实性部分表现为T1WI低信号，T2WI高信号，增强扫描明显强化。肿瘤内出血区域依据出血时间长短在T1WI和T2WI图像中由高信号向低信号变化。T1WI反相位成像时，组织邻近脂肪间隙的一侧会出现线样无信号区，借助这一特征可辅助判断肿瘤来源于胃肠道或邻近其他实性脏器。

2 胃肠间质瘤转移灶的影像学表现

肝脏是GIST最常见的转移部位。CT扫描肝门静脉期，肝转移表现为低于周围正常肝组织的低密度结节，呈环周强化，中央低密度提示坏死，周边强化部分代表肿瘤活性部分，典型者呈"牛眼征"表现。MRI检出肝脏转移瘤较CT敏感，并可更清晰描述肝转移瘤的组织结构和构成特征，有时与原发肿瘤类似，表现为囊实性区嵌插分布、边界清晰的特征。

腹膜转移在复发病例中常见。肠道较大的GIST出现腹膜转移的概率高于胃GIST。即使原发灶为多血供的间质瘤，其腹膜转移瘤中央也常可见到低密度区，腹膜转移瘤被遗漏的原因主要是病灶较小或远离原发灶；较大腹膜转移瘤可包绕肠系膜血管生长而不形成血管远侧的静脉血栓。

第三节　胃肠道间质瘤的内镜诊断

1　内镜与超声内镜的诊断意义

消化内镜是目前发现小GIST最常用和最敏感的手段。张云等回顾性研究显示53.5%患者首诊手段是内镜。胃镜、结肠镜、小肠镜及胶囊内镜检查可直观发现5mm以上消化道黏膜下肿瘤，但对胃肠黏膜下病灶的性质无法鉴别，甚至无法与壁外压迫区分。有研究显示，内镜检查发现包块的灵敏度为87%，但特异度仅29%。随着人群健康意识提高，消化道癌人群胃肠镜筛查越来越普及，检查中应重视黏膜下小肿瘤的发现，这对了解小GIST的确切发病率、自然发展史具重要意义，也符合肿瘤早诊早治原则。

超声内镜是诊断和鉴别诊断GIST最有价值的手段。对于普通内镜或CT偶然发现的黏膜下肿瘤，尤其是较小病灶，确诊对于后续管理意义重大。对疑诊的黏膜下肿瘤应纳入超声内镜（EUS）的适应证。GIST在EUS下多表现为边界清晰的低回声团块，呈圆形、椭圆形或梭形，向腔内或腔内外突出，内部回声不均匀或均匀，可见不均匀钙化或无回声囊变区，多起源于固有肌层，部分起源于黏膜肌层。研究显示：通过高频超声扫描显示黏膜下肿物的来源层次、回声特征、边界、更准确的大小等，可与异位胰腺、脂肪瘤、囊肿等相区别，结合声学增强造影（contrast-Enhanced endoscopic ultrasonography，CH-EUS），甚至可与平滑肌瘤相鉴别，进一步提出GIST的临床诊断。根据临床需要，对大于1cm的疑诊GIST，行EUS引导下穿刺活检（EUS-FNA、EUS-FNB），可获准确的病理诊断，甚或分子诊断。超声内镜也是术前评估GIST，尤其是较小GIST最常用的手段。无论大小，GIST均有恶性潜能，但其生物学行为表现差异巨大，对其良恶性评估在GIST管理中具有重要价值。目前，多通过EUS和影像学评估GIST的恶性潜能。研究显示EUS中病灶超声回声不均匀、边界不规则、囊性变或存在强回声灶等与恶性生物学行为有关，但其评估的准确性不高。具体内容详见小GIST章节。

2 胃肠间质瘤内镜与超声内镜下的表现

胃镜下GIST的特征有：突入胃腔呈丘状、半球形或球状隆起，有时仅有细蒂与胃壁相连，常单发，大小不一，无症状者GIST多在0.5~2cm。用活检钳触之多数可在黏膜下滑动。基底宽大时，边界不明确，质地较软或韧。表面黏膜紧张光滑，色泽与周围黏膜相同，顶部有时可有缺血坏死溃疡形成，表面较污秽，溃疡大小、深浅不等。可见桥状皱襞。桥状皱襞是内镜下诊断黏膜下肿瘤的重要证据之一，它是正常黏膜皱襞被肿瘤顶起而形成的自肿块向周围正常黏膜延伸的形态似桥的皱襞。

超声内镜下GIST一般内部呈不均匀低回声，所在的包膜壁呈"断壁征"，较大病灶可出现肿瘤中心液化或坏死。部分GIST有边缘空晕（牛眼征），是由于肿瘤对周围正常平滑肌的压迫形成的假包膜。

第四节 胃肠间质瘤的病理诊断

组织病理学是GIST确诊和治疗的依据。病理学检查包括组织形态学、免疫组化与分子检测三部分。病理学检测不仅用于GIST的诊断，同时亦用于评估分子靶向药物治疗的疗效与肿瘤生物学行为的评估，在GIST诊断与治疗过程中具有重要临床意义。

1 胃肠间质瘤的组织细胞学形态

大多数肿瘤呈梭形细胞形态，20%~25%的病例为上皮样型，约10%为梭形细胞-上皮样细胞混合型。大多数肿瘤的瘤细胞形态相对较为一致，多形性不明显，但瘤细胞密度、异型性和核分裂象因病例而异。少部分GIST可呈特殊形态，如部分胃GIST有时于瘤细胞核端可见空泡，少数病例可呈印戒细胞样形态；小肠低危GIST内常可见嗜伊红色的丝团样纤维小结（Skeinoid fiber），体积较小GIST的间质可呈胶原化，并可伴有钙化等。经靶向治疗后，肿瘤可发生坏死、囊性变和间质广泛胶原化，可伴多少不等的炎症细胞浸润、组织细胞反应和含铁血黄素沉着等。

GIST生物学行为包括从良性到高度恶性广谱的生物学范围，进行GIST形态学观察，除重视与其他肿瘤鉴别的形态学特征，另有约十项形态学变化在判断GIST良恶性上有重要参考价值。这十项指标包括淋巴结转移、血管、脂肪、神经和黏膜浸润；核分裂≥10/50 HPFs、肌层浸润、肿瘤性坏死、围绕血管呈簇状排列（古钱币样结构）和明显异型。这些形态学变化不是 GIST 独有的特征性改变，在其他肿瘤中也可出现，部分也用在其他肿瘤的良恶性和分级中。对完整切除的原发肿瘤，可不出现或出现上述任一形态学指标，随着指标个数 0-6 个逐渐增多，复发和转移率提高，在伊马替尼前时代，各组中，5 年 DFS 分别为 99%，78%，60%，44%，22%，8% 和 0；5 年 OS 分别为 100%，90%，79%，65%，51%，20% 和 0。GIST 发现时有腹膜播散和肝转移，则 5 年无瘤生存为 0，总生存为 8%。因此，非恶性 GIST 可通过单纯手术而治愈，术后分流到随访观察中。其余各组根据生物学行为协助临床下一步决策，5-6 个恶性指标者，恶性度高，术后的生存接近腹膜播散和肝转移的患者，1-2 个恶性指标者，恶性度低，中度恶性者介于两者之间。

2 胃肠间质瘤免疫组化与鉴别诊断

不同形态的 GIST 鉴别谱系有差异。典型梭形细胞型 GIST 诊断相对简单，且有一组免疫组化标记物进一步辅助诊断。但对一些形态学变型，尤其小的活检（例如上皮样、细胞多形或 KIT 阴性）的病例，诊断有一定困难。

需与梭形细胞型 GIST 相鉴别的肿瘤包括：平滑肌瘤、平滑肌肉瘤、神经鞘瘤、纤维瘤病、肌纤维瘤、炎性肌纤维母细胞肿瘤及炎性纤维性息肉。平滑肌瘤常见于食道和直肠，可来源于固有肌层和黏膜层，GIST主要发生于胃和小肠，食管和直肠仅5%~10%。平滑肌瘤由梭形细胞组成，细胞稀疏，胞质丰富嗜酸性，细胞密度远低于GIST；免疫组化KIT和DOG1阴性，但α-SMA、MSA和desmin呈弥漫强阳性，KIT阳性细胞常为间质的肥大细胞成分。消化道各部位均可发生平滑肌肉瘤，但非常罕见，细胞密度增加，异型性，可以出现核分裂、浸润性生长方式以及肿瘤性坏死，胞质嗜酸性或透明。GIST和平滑肌肉瘤均以梭形细胞多见，均可不同程度的表达α-SMA、MSA和des-min，但平滑肌肉瘤往往弥漫强表达这些指标，而不表达KIT和DOG1。胃肠道神经鞘瘤通常发生于胃，女性多见，切面淡黄色，伴有纤维条索，细胞与基质界限欠清，较多基质胶原将细胞分割呈束状，肿瘤周围往往出现连续的淋巴细胞套。神经鞘瘤细胞S-100蛋白弥漫阳性，KIT和DOG-1阴性。纤维瘤病切面呈灰白质硬状，有不同程度的弹性感，致密的胶原基质背景下，梭形或星芒状细胞呈束状排列，染色质细，可见核仁，肿瘤细胞α-SMA灶性阳性，80%病例β-catenin核阳性，但KIT和DOG-1阴性。肌纤维瘤罕见，年轻女性多见，梭形细胞交叉束状排列，周围可以与肌层穿插生长，α-SMA灶性阳性，KIT和DOG-1阴性，手术切除预后好。炎性肌纤维母细胞瘤，往往存在丰富的混合性炎症细胞背景，肌纤维母细胞束穿插其间，细胞梭形或胖梭形，核梭形，可见小核仁，胞质淡染、界欠清；间质黏液样，肿瘤细胞KIT和DOG1蛋白阴性，约50%的病例表达ALK蛋白。炎性纤维性息肉为梭形细胞，往往围绕血管呈同心圆状排列，间质血管和嗜酸性粒细胞是其特点之一，免疫组化表达CD34，但勾勒出的阳性细胞有突起，且围绕血管呈同心圆状分布，KIT和DOG-1阴性。

需与上皮样GIST的鉴别诊断包括：低分化癌、神经内分泌瘤、血管球瘤、上皮样炎症肌纤维母细胞瘤等。上皮样GIST呈浸润性生长，尤其在活检组织中，浸润至黏膜固有层时，初诊往往误判为低分化癌，且不易想到采用DOG-1和CD117等免疫组化指标，而是待上皮性指标阴性后，才扩展检测范围。神经内分泌瘤，包括上皮性和非上皮性，瘤细胞呈小梁状，也可呈巢状排列，细胞质少，间质可有丰富的血管；免疫组化染色（CD56）、突触素（Syn）和嗜铬素（CgA）阳性，KIT蛋白阴性。血管球瘤罕见，最常见于胃部，多见于肌壁间，由单一的上皮样细胞呈片状或结节状排列而成，细胞质边界清楚；瘤细胞通常围绕血管呈同心圆生长；α-SMA和caldesmon阳性，KIT蛋白阴性。有时上皮样GIST还需与上皮样炎性肌纤维母细胞肿瘤鉴别，常可通过免疫组化结果加以区分（后者

ALK 阳性、KIT 和 DOG-1 阴性）。

3　CD117 阴性胃肠间质瘤的诊断

CD117 呈阴性而形态学呈上皮样表型，如果 DOG1（+），则需要加做分子检测，以确定是否存在 PDGFR-α 基因突变（特别是 D842V 突变）；如果 CD117 和 DOG1 均为阴性，此类病例大多为非 GIST，在排除其他类型肿瘤（如平滑肌肿瘤、腹腔/肠系膜纤维瘤病和胃肠型神经鞘瘤等）后仍然要考虑是 GIST 时，需加做分子检测。

4　胃肠间质瘤的诊断与鉴别诊断流程

从事 GIST 诊断的病理医生不仅要熟悉 GIST 的各种形态学表现，也要了解各种易被误诊为 GIST 的肿瘤。免疫组化检测强调联合使用 CD117 和 DOG1 标记：① 对组织学形态上符合 GIST 且 CD117 和 DOG1 弥漫（+）的病例，可以做出 GIST 的诊断；② 形态上呈上皮样但 CD117（-）、DOG1（+）或 CD117 弱（+）、DOG1（+）的病例，需要加做分子检测，以确定是否存在 PDGFR-α 基因突变（特别是 D842V 突变）；③ CD117（+）、DOG1（-）的病例首先需排除其他 CD117（+）的肿瘤，必要时加做分子检测帮助鉴别诊断；④ 组织学形态和免疫组化标记均符合 GIST，但分子检测显示无C-kit/PDGFR-α基因突变的病例，需考虑是否有野生型GIST的可能性，应加做SDHB标记，表达缺失者要考虑SDHB缺陷型GIST，表达无缺失者要考虑其他野生型GIST的可能，有条件者加做相应分子检测；⑤ CD117（-）、DOG1（-）的病例大多为非GIST，在排除其他类型肿瘤后仍然要考虑是GIST时，需加做分子检测。GIST的病理诊断思路见图3-1。

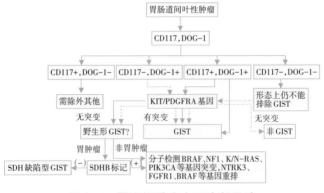

图3-1 胃肠间质瘤病理诊断思路

5 胃肠道间质瘤的危险度分级

5.1 胃肠道间质瘤良恶性的判定

目前有关GIST的病理报告没有明确良恶性，临床医师难以准确判定并做出治疗选择。近年来研究对GIST良恶性判断进行了病理和临床归类，以便指导治疗（如下述）。国内学者认为下列征象常预示恶性潜能：①扪及腹部肿块，增长速度较快；②肿瘤与邻近脏器粘连；③肿瘤直径>5cm；④发生在小肠部位；⑤核分裂象>10个/50HPF；⑥出现肿瘤坏死。但近来有报道体积小且核分裂象低的GIST也会转移，因此，良性GIST这个概念有学者认为应该摒弃，仅按照恶性潜能对GIST进行危险度分级。

5.2 常用危险度分级及其比较

原发可切除GIST术后复发风险评估系统推荐使用中国GIST专家共识2017版在NIH（2008版）基础上进行优化的改良版（表3-1），其他评估系统尚包括WHO（新版骨和软组织肿瘤及2018版消化道肿瘤）、AFIP、NCCN指南，以及热像图和列线图可作为参考（表3-2，表3-3，表3-4，表3-5，图3-2，图3-3）。没有一种评估系统是完美无缺的，各单位可结合本单位具体情况。核分裂象专家们建议采用5mm^2，如果对应多数单位现在使用的显微镜（目镜22mm），实际计数21个HPF（10mm^{2}为42个HPF）。此外，对GIST的危险度评估临床和病理可有不一致情形，从事GIST靶向治疗的临床医生应综合临床、影像和病理等各方面的资料进行分析和研判。关于核分裂象计数，现有评估系统均采用50HPF，但各单位使用的显微镜目镜有所不同。

表3-1　原发GIST切除术后危险度分级（NIH 2008改良版）

危险度分级	肿瘤大小（cm）	核分裂象（/50HPF）	肿瘤原发部位
极低	≤2	≤5	任何
低	2.1-5.0	≤5	任何
中等	2.1-5.0	6-10	胃
	<2	6-10	任何
	5.1-10.0	≤5	胃
高	任何	任何	肿瘤破裂
	>10	任何	任何
	任何	>10	任何
	>5	>5	任何
	>2且≤5	>5	非胃原发
	>5且≤10	≤5	非胃原发

表3-2　GIST患者的预后(基于长期随访资料)(2013年版WHO)

肿瘤参数			疾病进展（患者百分数）[a]	
预后分组	肿瘤大小（cm）	核分裂象（50HPF）	胃 GIST	小肠 GIST
1	≤2	≤5	0	0
2	>2且≤5	≤5	1.9	4.3
3a	>5且≤10	≤5	3.6	24
3b	>10	≤5	12	52
4	≤2	>5	0[b]	50[b]
5	>2且≤5	>5	16	73
6a	>5且≤10	>5	55	85
6b	>10	>5	86	90

a 基于AFIP1784名患者的研究
b 病例数较少

表3-3 原发胃肠间质瘤疾病进展风险评价表(AFIP分类)*

核分裂/50HPF	大小(cm)	胃	十二指肠	空/回肠	直肠
≤5	≤2	无（0%）	无（0%）	无（0%）	无（0%）
	2~5	极低度（1.9%）	低度（4.3%）	低度（8.3%）	低度（8.5%）
	5~10	低度（3.6%）	中度（24%）	**	**
	>10	中度（10%）	高度（52%）	高度（34%）	高度（57%）
>5	≤2	**	**	**	高度（57%）
	2~5	中度（16%）	高度（73%）	高度（50%）	高度（52%）
	5~10	高度（55%）	高度（85%）	**	**
	>10	高度（86%）	高度（90%）	高度（86%）	高度（71%）

注：* 基于肿瘤相关死亡和肿瘤转移而定义。数据来自1055例胃GIST，629例小肠GIST，144例十二指肠GIST和111例直肠GIST。** 这些组以及食道和胃肠道外GIST的病例数少，不足以预测恶性潜能。

表3-4 2016年第2版NCCN指南中胃GIST的生物学行为预测

肿瘤大小（cm）	核分裂象计数（50HPF）	预测的生物学行为
≤2	≤5	转移或肿瘤相关病死率0
≤2	>5	转移或肿瘤相关病死率<4%
>2且≤5	>5	转移或肿瘤相关病死率16%
>2且≤10	≤5	转移或肿瘤相关病死率<4%
>5且≤10	>5	转移或肿瘤相关病死率55%

| >10 | ≤5 | 转移或肿瘤相关病死率12% |
| >10 | >5 | 转移或肿瘤相关病死率86% |

表3-5 2016年第2版NCCN指南中小肠GIST的生物学
行为预测

肿瘤大小 （cm）	核分裂象计数 （50HPF）	预测的生物学行为
≤2	≤5	转移或肿瘤相关病死率0
>2且≤5	<5	转移或肿瘤相关病死率2%
>2且≤5	>5	转移或肿瘤相关病死率73%
>5且≤10	≤5	转移或肿瘤相关病死率25%
>5且≤10	>5	转移或肿瘤相关病死率85%
>10	>5	转移或肿瘤相关病死率50%~90%

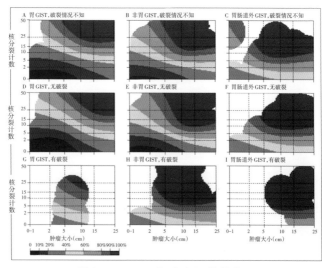

图3-2 GIST危险度评估热点图

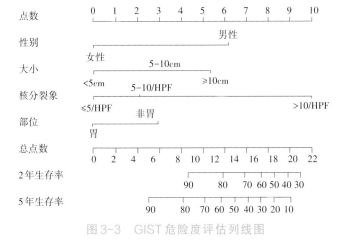

图3-3 GIST危险度评估列线图

6 胃肠间质瘤的分子检测

6.1 分子病理检测的资质与质量管理

（1）分子病理检测应在有临床基因扩增实验室资质的实验室开展。

（2）分子病理检测和报告签发人员需持有基因扩增实验室岗位培训合格证。

（3）使用进行过性能确认的检测系统对样本检测。实验室初次使用该体系前或对体系进行更改均需要进行性能验证。

6.2 样本选择及质量评估

（1）检测体系突变样本的选择：对于GIST体系突变的检测，应使用肿瘤组织作为检测标本。通过对基因突变检测体系的性能确认和性能验证，确定肿瘤细胞比例的最低检出限，以及肿瘤细胞数量或检测DNA量的最低检出限。现阶段暂无证据推荐使用血液中血浆游离DNA（cell-free DNA，cfDNA）样本进行体系突变的检测。ctDNA为肿瘤病人整体cfDNA的一部分，我国学者的相关研究表明使用NGS检测GIST患者的ctDNA是一种可行方式，特别适合于肿瘤>10cm的GIST患者，另外，对于晚期的间质瘤患者特别是在无法取得肿瘤样本情况下，液体活检具有一定的可操作性及参考价值。

（2）检测胚系突变样本的选择：对于GIST胚系突变的检测，可使用血液中有核细胞或口腔脱离细胞等体细胞作为检测样本。

（3）初诊或未使用酪氨酸激酶抑制剂治疗的患者样本的选择：初诊进行KIT和PDGFRA等基因的检测时，可选取初次手术切除或活检的肿瘤样本。考虑到体细胞突变的异质性，对于体积较大或多结节的GIST组织，可对多个组织块同时进行检测。

（4）使用酪氨酸激酶抑制剂治疗后复发转移患者样本的选择：复发或转移的GIST进行KIT和PDGFRA等基因的检测时，需选取本次复发或转移的组织样本。考虑到体细胞突变的异质性，对于多个复发和转移部位GIST组织，可对多个组织块同时进行检测。

（5）受检DNA质量的评估：GIST基因突变检测时用到的FFPE样本提取的DNA，质量评价时需特别关注DNA的完整性和纯度。

6.3 分子检测方法

测序法可包括Sanger测序法和高通量测序，高通量测序当今较为成熟的技术平台包括可逆末端终止测序法、半导体测序法和联合探针锚定聚合测序法，均可用于对KIT和PDGFRA突变。

如果仅检测KIT和PDGFRA与GIST诊治相关的外显子，Sanger测序是较为合适的技术平台。但由于该平台对大约20%丰度的突变才能检出，对于低浓度的突变有可能无法检出，对肿瘤细胞比例高（如>40%，具体比例可通过检测系统的性能确认来确定）、异质性较低的原发灶样本，宜使用Sanger测序法检测。对肿瘤细胞比例低，异质性大的病灶（如复发灶、转移灶），宜使用较为成熟的高通量测序平台进行突变检测。

6.4 分子检测的应用

经病理诊断明确的病例均可行分子检测。推荐存在以下情况时，应该进行分子检测：术前拟用靶向治疗者；原发可切除肿瘤手术后，经评估具中-高度复发风险，拟行靶向治疗；所有初次诊断的复发和转移性肿瘤，拟行靶向治疗；继发性耐药需要重新检测；

鉴别同时性和异时性多原发肿瘤；鉴别野生型；疑难病例明确是否为胃肠道间质瘤；其他特定情形。

6.5 分子检测项目

KIT/PDGFRA 基因检测突变的位点至少应包括 KIT 的第 9、11、13 和 17 号外显子以及 PDGFRA 基因的第 12 和 18 号外显子。对于继发耐药的患者，应增加检测 KIT 基因的 14 和 18 外显子。

原发 KIT 基因外显子 11 突变可表现为多种突变类型，其中缺失突变的生物学行为较非缺失突变自然预后差、伊马替尼治疗有效时间相对较短，其对伊马替尼耐药的后续 TKI 治疗选择具有一定价值。分子检测报告应阐明基因突变的具体类型。

野生型 GIST 的分子检测，有条件的单位可开展 SDHx、BRAF、NF1、KRAS 和 PIK3CA 等基因突变检测，以及 ETV－NTRK3、FGFR1－HOOK3 和 FGFR1－TACC1 等融合基因的检测。

第四章

小胃肠间质瘤

第一节 小胃肠间质瘤的定义和流行病学

小 GIST 目前特指直径≤2 cm 的 GIST，具有特殊生物学行为。直径<1cm 的 GIST 被称为微小 GIST。

通过尸体及标本解剖等研究发现，1/3 的老年人可能携带小 GIST。远远高于临床发现的 GIST 发病率。

在 GIST 概念被提出之前，小 GIST 已经逐渐被认识。Yamada 等对 286 例全胃切除的标本进行连续切片检查，发现在 47 例标本中检出了 72 个"微小平滑肌瘤"。其后，Mikami 等根据细胞活性，将"微小平滑肌瘤"分组，而细胞活性高的"微小平滑肌瘤"免疫组化则表达 CD34 阳性和 desmin 阴性，这些"微小平滑肌瘤"也就是微小 GIST。2005 年，Kawanowa 等对100 例因胃癌进行全胃切除的标本进行连续切片，在35 个标本上检出了 50 个平均直径 1.5 mm（0.2~4.0 mm）的微小 GIST，50% 未检测到基因突变。对于此类微小 GIST 的命名开始较为混乱，部分学者参照家族性 GIST 或 GIST 综合征，将其命名为卡哈尔间质细胞（interstitial cell of Cajal，ICC）增生或 GIST 微小瘤。2010 年，Rossi 等从 35 家医疗中心 929 例 GIST 患者中，筛选出了 170 例直径<2 cm 的 GIST，并且将直径≤1 cm 的称为 micro GIST，直径 1~2 cm 的为 milli GIST，两者的生物学行为有差异。鉴于此，美国国家综合癌症网络 NCCN 指南于 2010 年起，将直径<2 cm 的 GIST 称为 very small GIST；我国 GIST 诊断与治疗专家共识（2013 版）将直径≤1 cm 的 GIST 称为微小 GIST。由于其特殊的生物学行为，NCCN、ESMO 和我国目前的指南均对小 GIST 有特殊的处理建议。通过先前所述解剖学研究，目前认为，30% 的老年人可能携带微小 GIST。不同部位小 GIST 发病率差异较大。绝大多数小 GIST 原发于胃，发生于小肠和结直肠的比例不足 0.2%。

第二节　小胃肠间质瘤的诊断

绝大多数小 GIST 无明显临床症状。主要通过超声内镜（EUS）、内镜检查、CT、MRI 等检查或者术中探查发现。

1　超声内镜（EUS）

EUS 是目前诊断小 GIST 最常用及最有效的手段。

最大优势是，发现黏膜下低回声肿物来源层次，并通过超声形态进一步确诊。EUS下小GIST常起源于固有肌层，少数起源于黏膜肌层，通常呈现均一的低回声结果，边界清晰。值得注意的是，相比于普通内镜，EUS对GIST的检出率有较大提升，但其对其他常见黏膜下肿物如脂肪瘤、异位胰腺、平滑肌瘤和施万细胞瘤等的鉴别诊断仍有一定困难。一项最近的Meta分析纳入了4篇研究共187例行EUS造影检查的黏膜下肿物患者，结果发现，EUS造影对GIST诊断的敏感度、特异度和准确度分别为89%、82%和89%。增加造影剂对比的方法虽然提高了EUS的诊断准确率，但仍有10%患者无法确诊。由于设备因素的制约，小肠部位的小GIST较少应用EUS检查。

2 普通内镜检查

可以直观地找到消化道内黏膜下肿瘤，但是对于区分黏膜下肿瘤与壁外压迫的能力有限。有研究结果显示：普通内镜对于诊断黏膜下肿物的敏感度为87%，但其特异度仅有29%。

3 CT检查

近年来，胃肠道充盈良好情况下，薄层增强CT有助于发现小GIST，有研究显示对直径超过1cm以上的

GIST其准确率、敏感度和特异度不亚于EUS检查，并且CT影像资料有助于三维重建和监测随访的对比观察。大部分小GIST细胞分裂不活跃，PET-CT也不作为主要检查手段。

第三节 小胃肠间质瘤的治疗

小GIST的治疗主要包括：开放手术、腹腔镜手术、内镜治疗和术后辅助药物治疗。

1 食管小GIST的治疗

内镜下切除具有创伤小、恢复快的优点。一项系统综述回顾了28篇研究包含108例食管GIST发现，对直径<2 cm的食管GIST，实施内镜下切除术是安全的，并且远期预后不劣于食管切除术。

2 胃小GIST的治疗

胃是小GIST最好发的部位。大部分胃小GIST生物学行为惰性，恶性潜能低。对无EUS高危因素的患者，可选择密切随访观察；一旦EUS检查结果提示肿瘤直径增加，回声特点提示恶性或出现临床症状，均应果断进行手术干预。完整切除是外科治疗小GIST的基础。一些观点认为，胃小GIST偏向良性，更加适合用微创手段治疗。很多研究同样显示，对胃小GIST而言，微创手术无论是在患者的平均住院时间、术后疼痛和术后肠功能恢复等方面，均较开放手术有相对优势，并且在长期疗效上与开放手术一致。然而，肿瘤破裂是 GIST 复发与转移的绝对危险因素。因此，仅建议在有经验的单位对适宜部位的胃小 GIST 进行微创手术。内镜下切除不失为治疗胃小 GIST 的另一种选择。最近的一篇荟萃分析，纳入 12 篇文献共计 1292 例胃小 GIST 患者，研究发现，内镜下切除者手术时间与术后进食时间较腹腔镜切除者短，两者在术中出血、术后住院时间、术后排气时间及术后并发症发生率上没有差异；值得注意的是，研究同样发现，内镜下切除切缘阳性率较腹腔镜下切除者高，但两组患者在 5 年 DFS 上差异无统计学意义。出血和穿孔是内镜下切除胃小 GIST 最常见且棘手的并发症，浆膜面、甚至腹腔内出血，内镜处理可能较棘手；其次，为了达到完整切除病变，内镜切除可能会造成穿孔，即使现在内镜技术对于创面全层缺损后的封口一般难度不大，但可能带来肿瘤种植等风险。因此，应用内镜下切除尚需更多证据。

3　十二指肠小 GIST 的治疗

由于其特殊的解剖结构及与周围脏器的毗邻关系，外科治疗对不同部位的十二指肠小 GIST 区别较大。一项研究回顾了48例分别行局部切除和胰十二指肠切除治疗十二指肠GIST的患者，结果发现，在完整切除条件下，局部切除与胰十二指肠切除3年DFS相当，但胰十二指肠切除手术时间及住院时间明显延长。另一项研究回顾了20例十二指肠GIST与27例空肠起始段GIST临床资料，结果发现，相比于十二指肠其他部位，水平部GIST直径最大且术后并发症最多，联合脏器切除及消化道重建者严重并发症发生率较高。因此笔者建议，十二指肠GIST在完整切除的基础上，应尽量保留器官功能，减少行联合脏器切除及消化道重建。

4   小肠小GIST的治疗

生长比较隐匿，无法经一般的胃镜、肠镜检查发现，其恶性程度较高，相当一部分病例确诊时已有转移。一项Meta分析纳入6项比较微创手术与开放手术治疗小肠GIST的研究，其中微创手术170例，开放手术221例，结果发现，相对于开放手术，微创手术手术时间更短、术中出血量更少和术后并发症更少，并且在长期预后方面，微创手术与开放手术差异无统计学意义。虽然该Meta分析结果似乎更支持微创手术，但其所纳入研究的最大样本量为95例，最小样本量为20例，且均为单中心回顾性研究。考虑到小肠GIST恶性程度较高，故笔者认为，对于小肠小 GIST 患者，不建议常规行腹腔镜下切除治疗，但可借助腹腔镜技术暴露及定位肿瘤。

5　结直肠小 GIST 的治疗

绝大多数无临床症状，相当一部分为行腹腔手术时偶然发现。对于直肠小 GIST 而言，不同部位的外科治疗方式千差万别，如经肛或经腹局部切除、前切除、腹会阴联合切除等均有报道。但此类研究多为病例报道，尚缺乏大样本的数据。需注意的是，直肠毗邻泌尿生殖系统，对直肠 GIST 的治疗应在完整切除基础上尽量保留功能。

6　小 GIST 的药物治疗

目前关于小 GIST 危险度分级数据较少。既往文献认为，胃小 GIST，不论核分裂象多少，复发转移风险为 0；非胃小 GIST，核分裂象≤5 /5 mm^2 者，复发转移风险为 0；非胃小 GIST，核分裂象>5 /5mm^2 者，复发转移风险为 50%~ 54%。按照目前的原发 GIST 切除术后危险度分级（NIH 2008 改良版），核分裂象>5 /5 mm^2 者术后均应接受伊马替尼靶向治疗，推荐进行基因检测以便于预测疗效。对一些有镜下浸润生长的微观形态学特征的小 GIST，可能也有一定的复发转移风险。

第四节　小 GIST 的监测和随访

1　监测

非胃来源小 GIST 不建议观察。胃小 GIST 可在患者充分知情同意下选择观察。胃小 GIST 在随访中出现 EUS 或增强 CT 高风险表现时应积极手术治疗。直径>1 cm 的胃小 GIST 在观察中应更加积极，建议每 6~12 个月复查 1 次。

EUS 是观察过程中最有效的评价手段，一旦 EUS 提示肿瘤直径增加，回声特点提示恶性或出现临床症状均应果断进行手术干预治疗。由于部分 GIST 呈外生性生长，故其内镜下表现为肿瘤直径较小，但实际上外生部分肿瘤直径较大，故不能单纯应用内镜检查代替 EUS 监测。薄层增强 CT 可检测到的直径超过 1cm 的小 GIST，在后续监测中可起到代替 EUS 的作用。因此，在诊断伊始直至随访阶段均应采取 EUS 和/或增强 CT 检查的方案。

2　随访

建议微小 GIST 患者至少每 2 年复查 1 次。对接受观察的患者，需充分告知其相关风险，在随访中如出现 EUS 或 CT 高风险特征，应立即接受手术治疗。此外，近年来关于微小GIST自然病程发展的研究结果显示，对肿瘤直径超过一定界限点时，应考虑让患者接受更加积极的随访策略或直接手术治疗。Lachter等回顾性分析了EUS监测的70例GIST患者的临床资料（肿瘤平均直径为20.5 mm），中位随访时间为23.2个月，结果发现，对肿瘤直径>17 mm的患者GIST更易生长（P<0.05）。Fang等对50例胃GIST（肿瘤直径<30mm）患者，通过EUS进行中位时间为24.0个月的随访，结果发现，直径>14 mm的小GIST更易出现肿瘤增大并伴临床症状。Gao等对69例胃小GIST进行回顾性分析，发现对于直径<9.5 mm的肿瘤，可每2~3年复查1次；然而对直径≥9.5 mm的肿瘤，则需每6~12个月复查1次。因此，对直径>1 cm的小GIST在随访中应当更加积极，随访频率可适当增加。

—— 第五章 ——

手术治疗

第一节 活检原则

原发局限的可疑GIST，评估手术能够完整切除且不会明显影响相关脏器功能者，可直接进行手术切除，术前无须常规活检。如需要进行术前药物治疗，应行活检。部分GIST表现为囊实性，不适当的活检可能引起肿瘤破溃或出血，应慎重。

1 活检适应证

拟行术前新辅助治疗的原发局限期可疑GIST；需要和其他疾病鉴别的可疑GIST，如肿块型胃癌，淋巴瘤等；疑似复发和/或转移性GIST，药物治疗前需明确性质者。

2 活检方式

超声内镜下细针穿刺活检（endoscopic ultrasonography--fine needle aspiration，EUS-FNA）：适用于原

发局限期 GIST。胃肠腔内穿刺通常能够避免肿瘤向腹腔破溃种植的风险，但仅限于超声内镜可以到达的范围。活检依赖于操作者经验和设备，其获得组织较少，诊断难度常较大，且取得的标本可能不足够送检基因检测。

空芯针穿刺活检（core needle biopsy，CNB）：可在超声或 CT 引导下经皮穿刺进行，与手术标本的免疫组化染色表达一致性可达 90% 以上，诊断准确性也达到 90% 以上。优先选择紧贴腹壁的病灶实性成分进行穿刺，否则可能存在肿瘤破裂腹腔种植或出血的风险。

内镜钳取活检：适用于黏膜受累的病例，活检阳性率较高，且组织足够进行病理诊断及基因检测。钳取活检偶可导致肿瘤出血。

经直肠或阴道超声引导下穿刺活检：适用于直肠、直肠阴道隔或盆腔部位肿瘤。

术中冰冻活检：不常规推荐，除非术中怀疑有淋巴结转移或不能排除其他恶性肿瘤。需要注意，非完整切除的术中局部切取活检，视为肿瘤破溃，明显增加术后复发风险。

第二节 手术适应证

局限性 GIST 原则上可直接进行手术切除；不能切

除的局限性GIST，或可以完整切除但风险较大或可能严重影响脏器功能者，宜先行术前靶向药物治疗，待肿瘤缩小后再行手术。位于胃的最大径≤2cm的无症状拟诊GIST，参见本指南小GIST章节。胃的2cm以上局限性GIST，或其他部位的任意大小GIST，一经发现均应考虑手术切除。

复发或转移性GIST，手术限于靶向治疗有效或稳定，以及局部进展的患者。靶向治疗广泛性进展手术治疗不能获益，原则上不考虑手术治疗。靶向药物治疗有效的复发或转移性GIST：评估所有复发转移病灶均可切除的情况下，可考虑手术切除全部病灶。局部进展的复发转移性GIST：系统治疗总体有效，仅有单个或少数病灶进展并且可以切除。谨慎选择全身情况良好、具备积极治疗意愿的患者行手术切除。术中将进展病灶切除，并尽可能切除更多的转移灶，完成较满意的减瘤手术。

急诊手术适应证：在GIST引起完全性肠梗阻、消化道穿孔、保守治疗无效的消化道大出血及肿瘤自发破裂引起腹腔大出血时，须行急诊手术。

第三节　手术原则

对局限性GIST和潜在可切除GIST，手术能够完整切除且不会明显影响相关脏器功能，可以直接手术切除。手术目标是 R0 切除。如初次手术为 R1 切除，术后切缘阳性，目前国内外学者均主张术后进行分子靶向药物治疗，而不主张再次补充手术。如再次切除手术简易并且不影响器官主要功能，也可考虑再次切除。GIST 很少发生淋巴结转移，一般情况下不必行常规清扫。SDH 缺陷型 GIST 可发生淋巴结转移，如术中发现淋巴结病理性肿大的情况，须考虑有 SDH 缺陷型 GIST 的可能，应切除病变淋巴结。

术中探查需细心轻柔，尤其对体积较大的 GIST，注意识别肿瘤附近的小种植病灶，避免遗漏导致分期移动。同时注意保护肿瘤假包膜的完整，避免肿瘤破溃，否则可显著影响患者预后。肿瘤破溃的原因包括术前发生的自发性肿瘤破溃以及术中操作不当造成的医源性破溃。肿瘤向游离腹腔破溃可能导致腹腔内不可避免种植转移。

术前评估预期肿瘤难以达到 R0 切除、需联合脏器切除、可完整切除但手术风险较大者，可考虑药物新辅助治疗。新辅助治疗可提高局限进展期 GIST 患者的手术切除率，保存器官功能。新辅助治疗开始前，须行病理活检明确诊断，并推荐行基因检测。根据基因检测结果，选择敏感的靶向药物治疗。新辅助治疗期间，应该定期行影像学复查，密切监测疗效。

对复发转移性 GIST，首选靶向药物治疗。手术治疗属于辅助的局部治疗手段，应行多学科整合诊治（MDT to HIM）讨论谨慎评估并筛选合适的患者人群。复发转移 GIST 的手术治疗需权衡肿瘤切除与器官功能保护的关系，除非可以达到病症的完整切除，否则对联合脏器切除应非常谨慎。此外，应兼顾患者年龄、体力状态、其他并发症和患者意愿，在充分告知手术的可能获益和风险、替代治疗方案的情况下施行手术。目前有限的证据提示在肿瘤对靶向药物治疗有应答期间进行手术干预可能改善患者的预后。手术的总体原则为控制风险，尽可能完成较满意的减瘤手术，尤其是完整切除耐药病灶，并在不增加风险的前提下尽可能多地切除对靶向药物治疗有反应的病灶；肠系膜和腹膜种植 GIST 应尽量选择单纯肿瘤切除，避免切除过多的肠管和壁腹膜；除非所有肿瘤能够完全切除，否则应尽可能避免联合脏器切除。手术范围不宜太大或并发症风险过高，否则一旦出现严重的术后并发症（例如瘘），病人将无法在术后短期恢复靶向治疗，从而导致肿瘤快速进展。

第四节　手术方式

针对不同部位、大小、生长方式的 GIST，可通过包括开腹手术切除、腹腔镜手术切除、机器人手术切除、内镜下切除及其他特殊径路（包括经直肠、经阴道、经会阴或经骶等）在内的多种径路开展手术治疗。腹腔镜下间质瘤切除应整合考虑肿瘤大小、部位、保留器官功能等因素，在保证手术原则的情况下进行。目前最新的指南推荐具有丰富腹腔镜经验的外科医生自行评估肿瘤部位是否适合行腹腔镜手术。

1 不同部位 GIST 的手术方式

1.1 食管 GIST

食管 GIST 发病率低，多发生于食管远端，术前与平滑肌瘤鉴别较难。食管 GIST 的手术治疗方式仍存争议，目前主要的术式包括：内镜下切除包括内镜黏膜下剥离术（ESD）和内镜黏膜下隧道肿瘤切除术（STER）、肿瘤摘除术（包括传统开胸术、胸腔镜手术和胸腔镜辅助小切口手术）和食管部分切除术。但手术适应证的选择尚未达成共识和规范，应在有经验的单位根据肿瘤直径、位置和性质选择合理的术式开展治疗。

1.2 胃 GIST

胃 GIST 以胃中上部最多见，应根据肿瘤的具体解剖部位、肿瘤大小、肿瘤与胃壁解剖类型（腔内型、腔外型、壁间型）以及术后可能对胃功能造成的影响，综合分析决定具体术式。局部或楔形切除可实现多数胃 GIST 的 R0 切除，全胃切除甚至多脏器联合切除手术应尽可能避免，如预计难以实现保留器官功能的局部切除，推荐进行 MDT to HIM 是否进行术前靶向药物治疗。对胃小弯或后壁的内生型肿瘤，常规胃楔形切除较难完成。对于黏膜面完好者，可先切开肿瘤边缘的胃壁，将肿瘤从胃壁切口处翻出后切除，以最大限度地保留胃，但操作过程中需要尽可能避免腹腔污染。肿瘤侵犯黏膜，形成溃疡甚至内瘘者，应避免采取该术式。在胃小弯操作时，应避免损伤迷走神经，减少术后发生胃瘫的可能。位于食管胃结合部或邻近幽门的 GIST，要考虑尽可能保留贲门和幽门的功能，对肿瘤较大者必要时应考虑术前靶向药物治疗。对于不可避免行近端胃切除的病例，应采取抗反流消化道重建方法，以减少或避免反流性食管炎等并发症的发生。腹腔镜手术具有微创优势，其适应证近年在不断扩大，推荐位于胃大弯侧及胃前壁等适合腹腔镜手术部位的直径≤5cm 的 GIST 可优先考虑腹腔镜下切除，非上述部位的 GIST 或较大的 GIST 应在有经验的中心谨慎考虑腹腔镜下切除。胃 GIST 的腹腔镜下术式选择包括腹腔镜下胃楔形切除（laparoscopic wedge resection，LWR）、腹腔镜下经胃壁切除（laparoscopic trans-gastric surgery，LTGS）、腹腔镜下经胃腔内切除（laparoscopic intragastric surgery，LIGS）、腹腔镜下胃大部切除（laparoscopic subtotal gastrectomy）以及与内镜相配合完成的双镜联合技术（laparoscopic endoscopic combined surgery，LECS）等。双镜联合技术整合了腹腔镜技术和内镜技术的优势，既包括了辅助为主的双镜配合，如内镜完成切除腹腔镜辅助监视补救，或腹腔镜完成切除重建内镜负责定位或确认管腔完整性；也包括了需要两者主动密切配合的双镜配合，如非暴露内镜胃壁翻转术（non-exposed endoscopic wall-inversion surgery，NEWS）、清洁非暴露技术（clean non-exposed technology，CLEAN-NET）等。

1.3 十二指肠 GIST

除较小的十二指肠内生型 GIST 可考虑采用内镜下切除，较小的外生型 GIST 可尝试腹腔镜下切除外，开放手术是治疗十二指肠 GIST 主要的治疗手段。十二指肠是腹部脏器毗邻解剖关系最为复杂的空腔脏器，应尽量保护 Vater 壶腹和胰腺功能并进行符合生理的消化道重建。从保护器官功能的角度，争取行局部手术切除肿瘤，在保证肿瘤完整切除的基础上，尽量减少实施胰十二指肠切除术等扩大手术。常用术式包括十二指肠楔形切除术、十二指肠节段切除术、远端胃部分切除术、保留胰腺的十二指肠切除术和胰十二指肠切除术等。对包膜完整，肿瘤无周围脏器浸润的首选局部 R0 切除；靠近幽门的十二指肠球部 GIST 可行远端胃部分切除术；位于非乳头区的较大 GIST 可选择节段性十二指肠切除术，根据GIST所在位置切除十二指肠第一段至第二段近端（乳头上区节段切除）和切除十二指肠第二、三段交界至第四段（乳头下区节段切除）；位于乳头区的较大GIST，肿瘤未侵犯胰腺，可采用保留胰腺的十二指肠全切除术；位于乳头区的GIST如侵犯胰腺应行胰十二指肠切除术或保留幽门的胰十二指肠切除术；较大的十二指肠系膜侧GIST，特别是肿瘤与胰腺边界不清或出现胰腺受侵、无法分离，应选择胰十二指肠切除术。

1.4　空回肠GIST

空回肠GIST生长比较隐匿，无症状的小GIST通常都是偶然发现。由于空回肠GIST有较高的恶性潜能，因此，一旦发现均应积极予以手术切除。对于直径≤5cm的GIST，且瘤体比较游离，可行腹腔镜手术切除。孤立且游离的GIST可采用节段小肠切除术完成肿瘤的完整切除，累及其他脏器者应行联合脏器切除，或开展MDT to HIM讨论以做出判断。涉及肠系膜根部的较大GIST，应仔细分离避免损失主干血管。

1.5　结直肠GIST

结直肠来源的GIST一旦诊断明确，应尽早实施R0手术切除。手术应追求保留正常的脏器功能，避免功能毁损性手术或多脏器联合切除。尤其中低位直肠位于周围脏器、神经、血管毗邻关系复杂的盆腔，应尽量保护盆腔神经，避免影响患者术后排便功能、排尿功能及性功能。结肠 GIST 一般可行结肠局部切除或节段切除；位于直肠上段的 GIST 可采取经腹入路的（开放或腹腔镜）直肠局部切除或直肠前切除；对位于低位直肠或直肠阴道隔的病灶，可考虑截石位或折刀位下经直肠、经阴道、经会阴或经骶入路实现局部完整切除。有条件的中心可结合术者经验和肿瘤大小、生长部位，谨慎开展经肛门内镜显微外科手术（transanal endoscopic microsurgery，TEM）、经肛微创外科手术（transanal minimally invasive surgery，TA-MIS）或经肛全直肠系膜切除术（transanal total meso-rectal excision，TATME）等经肛入路的微创外科手术。对中低位直肠较大的 GIST 可考虑经肛门穿刺活检取得病理学证据后使用术前靶向药物治疗，待肿瘤取得明显退缩后争取局部切除。

1.6 胃肠外 GIST

胃肠外 GIST（extra-gastrointestinal stromal tumor，EGIST）罕见。由于不累及胃肠道，通常没有消化道出血、梗阻等临床表现，多数表现为腹部肿块，往往瘤体巨大，并与邻近脏器粘连或浸润。且由于瘤体质地较脆，缺乏消化道壁的覆盖，部分还可合并瘤体内出血及坏死，极易于术中破裂导致医源性腹腔播散。因此，在手术过程中应尽量避免过多接触翻动瘤体，防止肿瘤破裂。对腹膜后 EGIST，术前尤其需要完善必要的检查及准备以评估可切除性和提高手术安全性，如行增强 CT 血管重建评估肿瘤与腹腔内重要血管毗邻关系，行静脉肾盂造影、肾图以了解肾脏功能，行术前输尿管插管预防输尿管损伤等。部分估计无法根治性切除或切除存在较大风险的 EGIST，如条件允许可行超声或 CT 引导下的穿刺活检，取得病理学证据后使用靶向药物治疗。

1.7 内镜下切除

由于多数 GIST 起源于固有肌层，内镜下完整切除难度高于上皮来源病变，且操作并发症（主要为出血、穿孔、瘤细胞种植等）的发生率高，故目前 GIST 的内镜下切除仍存在争议。在选择内镜切除时应严格掌握适应证且需规范操作，对预估为极低风险及低风险的胃来源小 GIST 可考虑在内镜治疗技术成熟的单位由具丰富经验的内镜医师开展。内镜下切除 GIST 方式多种，应根据术前内镜超声及影像学检查及肿瘤位置、肿瘤大小及其生长方式决定。主要有内镜黏膜下剥离术（endoscopic submucosal dissection，ESD）、内镜全层切除术（endoscopic full-thickness resection，EFTR）和经黏膜下隧道内镜切除术（submucosal tunneling endoscopic resection，STER）等。

第五节　GIST 并发症及手术并发症的处理

1　GIST 的并发症和部分术后并发症的处理

1.1　肿瘤破裂

对肿瘤破裂或肿瘤造成的胃肠道穿孔病人，术中应尽量去除破溃肿瘤。关腹前，应用大量温热蒸馏水或温热生理盐水冲洗腹腔。腹腔热灌注可能有作用。

1.2　肿瘤出血

GIST 造成消化道大出血或肿瘤破裂造成腹腔大出血时，应急诊手术治疗。术前可考虑采用介入治疗进行血管栓塞控制出血速度。对无法纠正低血容量休克病人，应抗休克的同时，果断剖腹探查。

1.3　胃排空障碍

对胃小弯侧 GIST（尤其是胃食管结合部 GIST），在保证切缘阴性的前提下，尽量保留迷走神经完整性，并注意避免胃体部变形和胃腔狭窄。空肠起始段的 GIST 切除后发生胃肠排空障碍的发生率较高，在保证阴性切缘的前提下可适当减少切缘距离，尽量避免过于靠近根部切断小肠系膜，进而保护腹膜后自主神经及其功能。

1.4 手术后狭窄

对贲门和幽门的 GIST，行胃局部切除时可能会造成狭窄。建议术中应用内镜，可以保证阴性切缘、避免过多切除正常胃组织，同时还可在肿瘤切除后检查有无狭窄、吻合口出血和吻合口漏。

2 围术期靶向治疗相关副反应对手术的影响

术前接受靶向治疗的患者，应根据药物种类、副反应情况，确定合适的停药时间并处理药物副反应。过度延长停药时间，肿瘤可能快速进展。伊马替尼至少停药24小时，舒尼替尼和瑞戈非尼有血管内皮生长因子受体抑制作用，应至少停药1周。对骨髓抑制的患者适当延长停药时间以利白细胞、中性粒细胞和血小板计数恢复；舒尼替尼和瑞戈非尼可能导致甲状腺功能减低，术前应常规检查，如果初次发现，应在靶向治疗维持并补充甲状腺素至少2周后再考虑手术。手术后病人能够恢复半流饮食就可恢复靶向治疗。

第六节 酪氨酸激酶抑制剂新辅助治疗

酪氨酸激酶抑制剂（TKI）的术前治疗主要聚焦于伊马替尼治疗进展期 GIST，其主要目的在于：有效减小肿瘤体积，降低临床分期，缩小手术范围，最大限度地避免不必要的联合器官切除、保留重要器官的结构和功能，降低手术风险，提高术后生存质量。对瘤体巨大、术中破裂出血风险较大的病人，可以减少医源性播散的可能性。作为体内药物敏感性的依据，指导术后治疗，减少或推迟术后复发转移的可能。

伊马替尼新辅助治疗的推荐剂量为 400 mg/d，KIT 外显子 9 突变的病人，推荐剂量为 600~800 mg/d，应通过 MDT to HIM 讨论来判断手术时机，达到最大治疗反应后（通常6~12个月）可进行手术。对局限性疾病进展（PD）的肿瘤，如可行 R0 切除，应尽快手术，否则应考虑二线治疗；如伊马替尼新辅助治疗中 PD、换用二线治疗后疾病部分缓解（PR）可行 R0 切除的肿瘤，仍可考虑手术切除。而对广泛进展的肿瘤，不建议手术，应按晚期肿瘤处理。

伊马替尼可在术前即刻停止，并在患者能够耐受口服药物后立即重新开始。如果使用其他 TKI，例如舒尼替尼或瑞戈非尼，则应在手术前至少一周停止治疗，并可根据临床判断或手术恢复后重新开始。

阿伐替尼对于 PDGFRA 外显子 18 突变 GIST 取得了优异的疗效，特别是对于既往 TKI 原发耐药的 PDGFRA D842V 突变 GIST，推荐阿伐替尼可作为新辅助治疗药物。

第六章

术后辅助治疗

辅助治疗应根据肿瘤部位、危险度分级（中国GIST共识2017修改版）、有无肿瘤破裂、基因分型（PDGFRA外显子18 D842V突变的GIST，不推荐给予伊马替尼辅助治疗）及术后恢复状况来决定。推荐术后4~8周内开始辅助治疗，在治疗期间可根据患者的不良反应酌情调整药物剂量。

原则上，低危或极低危患者不推荐辅助治疗，中危与高危患者推荐辅助治疗。

辅助治疗唯一推荐药物为伊马替尼。

伊马替尼辅助治疗的最终时限尚无统一结论，依据现有的数据与共识，推荐。

胃来源的中危GIST，建议伊马替尼400 mg/d，辅助治疗1年；非胃（主要为十二指肠，小肠、结直肠）来源的中危GIST，建议伊马替尼400 mg/d，辅助治疗3年。高危患者（无论原发肿瘤部位），建议伊马替尼400mg/d，辅助治疗3年。肿瘤破裂患者，建议伊马替尼400mg/d，辅助治疗不少于3年。

第七章

复发转移性胃肠间质瘤药物治疗

第一节　一线治疗

伊马替尼是转移复发/不可切除 GIST 的一线治疗药物，主要作用于 c-kit 基因与 PDGFRA 基因，一般主张初始推荐剂量为 400mg/天；而 c-kit 外显子 9 突变患者，初始治疗可以给予 600 mg/天，对体力评分较好可耐受高强度治疗的也可直接给予伊马替尼 800mg/天。对于晚期一线治疗的患者，建议药物浓度达稳态后行伊马替尼药物浓度检测来保证达到有效药物浓度的同时，减轻患者的不良反应。

阿伐替尼是目前唯一的 I 型 TKI，主要作用于 c-kit 与 PDGFRA 活化环，特别是对于 TKI 无效的 PDGFRA D842V 突变具有非常良好的抑制作用，在一项 I 期研究中，阿伐替尼治疗 PDGFRA D842V 突变的转移性 GIST 中，获得了 84% 的 ORR 与超过 90% 的肿瘤控制率，因此，PDGFRA 外显子 18 D842V 突变患者，阿伐替尼被推荐为目前唯一的药物治疗选择。

如伊马替尼或阿伐替尼治疗有效，应持续用药，直至疾病进展或出现不能耐受的毒性。伊马替尼治疗失败后的患者，建议遵循后续推荐意见选择其他药物治疗，D842V突变接受阿伐替尼治疗失败后，由于缺乏有效药物，建议参加新药临床试验。

第二节　伊马替尼标准剂量失败后的治疗选择

如在伊马替尼治疗期间发生肿瘤进展，首先确认患者是否严格遵从了医嘱，即在正确的剂量下坚持服药；在除外患者依从性因素后，应按以下原则处理。

局限性进展：表现为伊马替尼治疗期间，部分病灶出现进展，而其他病灶仍然稳定甚至部分缓解。局限性进展的GIST，在手术可以完整切除局灶进展病灶情况下，建议实施手术治疗，术后可依据病情评估与需要，选择继续原剂量伊马替尼、换用舒尼替尼治疗，或伊马替尼增加剂量治疗；如未能获得完整切除时，后续治疗应遵从GIST广泛性进展的原则进行处理。不宜接受局部治疗的局灶性进展患者，建议换用舒尼替尼治疗或伊马替尼增加剂量治疗。对标准剂量的伊马替尼治疗后出现广泛进展者，建议换用舒尼替尼或选择伊马替尼增加剂量治疗。

舒尼替尼治疗：37.5mg/天连续服用与50mg/天

（4/2）方案均可作为选择。尽管缺乏随机对照研究，但是舒尼替尼 37.5mg/天可能获得更好的疗效与耐受性。

伊马替尼增加剂量：考虑耐受性问题，推荐优先增量为 600 mg/天。

瑞派替尼 I 期临床研究亚组分析中显示瑞派替尼二线治疗可能具有更高的 ORR，可能为二线治疗提供肿瘤缩小后再次手术的机会。

第三节　三线治疗

瑞戈非尼被推荐用于治疗伊马替尼与舒尼替尼失败的转移/不可切除 GIST 的三线治疗，目前尚未得出中国患者瑞戈非尼治疗的最佳给药方式，原则上推荐剂量为 160mg/天，服药 3 周停药 1 周，有限的数据显示中国患者对瑞戈非尼起始剂量 160mg/天给药方式耐受性不佳，因此，可考虑依据患者体力状况与耐受性个体化决定瑞戈非尼起始治疗剂量。

达沙替尼与伊马替尼再挑战在三线治疗中也显示出有限的疗效，在缺乏有效治疗手段时可考虑使用。瑞派替尼在三线治疗亚组分析中亦显示一定的治疗作用。

第四节　四线治疗

瑞派替尼是作为转移性 GIST 的四线治疗首选推

荐。一项随机对照研究显示瑞派替尼对比安慰剂四线治疗复发转移性GIST，获得了更好的PFS（6.3月 vs. 1.0月），同时获得了超过18个月的OS，在亚组分析中显示，瑞派替尼对不同基因突变类型GIST均显示治疗获益。此外，阿伐替尼在Ⅰ期研究显示其用于GIST患者四线治疗亦可进一步获益。

第五节　影像学疗效评估

RECIST 1.1是GIST靶向治疗疗效评价的基本标准，能满足大多数GIST靶向治疗评效的要求。GIST伊马替尼治疗后，坏死囊变明显但体积变化不明显甚至增大者，可结合Choi标准客观评估。遇有疗后肿瘤出血、钙化等特殊情况影响CT值主观测量时，可结合双能CT或MRI功能成像进一步观察。Choi标准可能同时提高PR和PD判断的敏感性，既往数项研究认为Choi标准对舒尼替尼、瑞戈非尼等二/三线药物疗效评价效能较差，应用时应结合多种征象及临床情况判断。PET可在疗后早期（数天至1~2周）反映GIST疗效。如受限经济因素等也可尝试磁共振功能成像如扩散加权成像（DWI）替代。但目前PET与MRI均无高证据级别的阈值标准。

影像学评效时的注意事项：CT扫描范围应包括全腹盆，增强扫描需包括50~70秒静脉期图像。保持基线和各随访时间点影像扫描参数一致。靶病灶选取参照RECIST1.1标准规定，每部位最多2个靶病灶，每例患者最多5个靶病灶。轴位图像测量肿瘤最大长径。静脉期于肿瘤最大层面采用曲线边缘描记法获得肿瘤整体CT值（HU）。基线检查病灶内即有明显囊变区域者，勾画ROI时应避开。二线以上治疗采用长径增大10%判断PD的标准应慎重使用，需考虑测量误差、肿瘤位置变化及长轴翻转等因素。GIST少见淋巴结转移，应谨慎应用肿大淋巴结作为靶病灶或非靶病灶。靶向治疗可能导致腹水产生，注意不要过早判断为PD，可增加访视点进一步确认。注意结合CT及MRI征象除外假进展。

表7-1 RECIST及Choi标准

疗效	RECIST标准	Choi标准
CR	全部病灶消失，无新发病灶	全部病灶消失，无新发病灶
PR	肿瘤长径缩小≥30%	肿瘤长径缩小≥10%和/或肿瘤密度（HU）减小≥15%，无新发病灶，非靶病灶无明显进展
SD	不符合CR、PR或PD标准	不符合CR、PR或PD标准 无肿瘤进展引起的症状恶化
PD	肿瘤长径增大≥20%且绝对值增大≥5mm，或出现新发病灶	肿瘤长径增大≥10%，且密度变化不符合PR标准；出现新发病灶；新的瘤内结节或已有瘤内结节体积增大

— 第八章 —

胃肠间质瘤患者营养治疗指南

第一节 概述

肿瘤患者是营养不良高发人群，40%~80%存在营养不良，消化道肿瘤营养不良发生率高于非消化道肿瘤，对于GIST患者，初诊中有10.09%的存在营养不良，对接受围术期治疗和晚期及复发转移性患者同样会发生营养不良。GIST目前已经进入了"慢性病"的范畴，接受规范化治疗的GIST生存期显著延长。关注GIST的营养不良，改善生活质量显得尤为重要。

GIST发生营养不良的原因是多方面的，包括瘤体对消化道的压迫、宿主对间质瘤的反应以及靶向药物治疗的干扰，而摄入减少、吸收障碍等是营养不良的主要原因。此外，由于GIST碳水化合物代谢异常、蛋白质转化率增加、脂肪分解增加、脂肪储存减少、肌肉及内脏蛋白消耗、水电解质平衡紊乱、能量消耗改变，均会诱发和加重营养不良。同时，肿瘤细胞产生的炎症因子和肿瘤微环境引起的机体炎症反应也会加速营养不良的进程。手术切除、消化道重建也可在一定程度上影响消化道功能，加重营养不良。再有，GIST 对营养的认知误区也是原因之一，比如极端的"饥饿疗法"以及滥用保健食品等。

营养不良对 GIST 的治疗和预后具负面影响，会导致对药物治疗反应的敏感性降低，术后并发症增多，住院时间延长，影响疗效，进而影响近期和远期预后。

第二节　医学证据

1　营养筛查

筛查方法强调简便、易操作、高灵敏度，目前常用的营养筛查工具包括：营养风险筛查 2002（NRS 2002）、微型营养评定量简表（MNA-SF）及营养不良通用筛查工具（MUST）。NRS 2002，是欧洲肠外肠内营养学会（ESPEN）在 2002 年推荐的一种简便易行的较客观营养风险筛查工具，适用于住院患者营养风险筛查。主要包括三方面内容：①营养状况受损评分（0-3 分）；②疾病的严重程度评分（0-3 分）；③年龄评分，在以上评分基础上≥70 岁者加 1 分；总分为 0-7 分。NRS 2002 不足之处在于当患者卧床无法测量体重，或有腹水等影响体重测量，以及意识不清无法回答评估者的问题时，该工具的使用将受到明显限制。尽管如此，NRS 2002仍是目前循证医学依据最充分的营养风险筛查工具。

MNA-SF具有快速、简单和易操作等特点，其内容包括营养筛查和营养评估两部分，既可用于有营养风险的患者，也可用于已经发生营养不足的住院患者，适用于65岁以上老年患者及社区人群。MUST是由英国肠外与肠内营养协会多学科营养不良咨询小组开发的营养筛查工具，主要用于蛋白质–能量营养不良及其发生风险的筛查，适用于不同医疗机构的营养风险筛查，尤其是社区。MUST和MNA-SF是筛查发生营养不良的风险，而NRS 2002则旨在筛查现存的或潜在的与营养因素相关的导致患者出现不利临床结局的风险因素。整体来说，NRS 2002的敏感度最高，同时也是多个指南中推荐的营养风险筛查首选方法。

2 营养状况评估

营养不良评估主要有主观整体评估（SGA）、患者主观整体评估（PG-SGA）。

SGA是ASPEN推荐的临床营养评估工具，其目的是发现营养不良，并对营养不良进行分级。内容包括详细的病史与身体评估参数，能较好预测并发症的发生率，但作为营养风险筛查工具有一定局限性，如不能区分轻度营养不足，不能很好体现急性营养状况的变化，缺乏筛查结果与临床结局相关性的证据支持，因此，该工具不能作为大医院常规营养筛查工具。

PG-SGA 则是根据 SGA 修改而成的一种使用较广泛的粗筛量表，是美国营养师协会所推荐的应用于肿瘤患者营养筛选的首选方法。专门为肿瘤患者设计的肿瘤特异性营养评估工具，由患者自我评估和医务人员评估两部分组成，具体内容包括体重、进食情况、症状、活动和身体功能、疾病与营养需求的关系、代谢需求、体格检查等7个方面，评估结果包括定性评估及定量评估两种。PG-SGA 是美国营养师协会（ADA）和中国抗癌协会肿瘤营养与支持治疗专业委员会推荐用于肿瘤患者营养状况评估的首选方法。

3 营养评定（诊断）

经过筛查，在营养状况评估基础之上，对有营养风险的患者需进行"整合评定"。结合病史、体格检查、实验室检查、人体测量等多项指标来整合判断，统称为整合测定。整合测定的内容包括应激程度、炎症反应、能耗水平、代谢状况、器官功能等方面。整合测定的具体方法有病史采集（营养相关病史，膳食调查，KPS 评分，生活质量评估，心理调查）、体格检查（观察脂肪组织、肌肉组织消耗程度、水肿和腹水等)、体能检查(人体学测量和体能测定)、实验室检查(血浆蛋白、血尿素、肌酐、CRP及免疫功能)、器械检查(代谢车,人体成分分析)。经整合测定,把营养底物失衡,造成人体形态(体型、体格大小和人体组成),机体功能和临床结局产生可观察不良影响的一种状态定义为营养不良。

营养不良诊断是临床营养治疗的基础,但随着营养不良定义的更新,其诊断标准也一直在修正、补充和调整。为统一目前成人住院患者营养不良评定(诊断)标准,2018年9月,由全球(营养)领导人发起并形成"营养不良诊断的(Global Leadership Initiative on Malnutrition,GLIM)标准:来自全球临床营养学团体的共识报告",分别于ASPEN杂志Journal of Parenteral and Enteral Nutrition以及ESPEN杂志Clinical Nutrition在线发表,该标准将营养不良评定(诊断)明确分为"营养筛查"和"诊断评定"两个步骤。第一步是营养筛查,强调应用经过临床有效性验证的营养筛查工具进行营养筛查。该标准列出营养风险筛查工具NRS 2002、营养不良通用筛查工具MUST和微型营养评定-简表MNA-SF作为主要筛查工具。第二步是在筛查阳性的基础上对病人进行营养不良评定(诊断)及严重程度分级。营养不良评定(诊断)标准内容有5项,包括3项表现型指标(非自主性体质量丢失、低 BMI、肌肉量降低）和 2 项病因型指标（降低的食物摄入或吸收、疾病负担或炎症）。GLIM 标准评定（诊断）营养不良至少需要符合 1 项表现型指标和 1 项病因型指标。另外需要进一步根据 3 项表现型指标对营养不良的严重程度进行等级划分。GLIM 标准的建立使国际对营养不良评定（诊断）逐步达成共识。这有利于全世界不同国家、地区统一营养不良的定义和诊断标准。但由于营养不良评定（诊断）的复杂性，加上 GLIM 标准目前尚未得到前瞻性临床有效性验证，也没有和临床结局的关联研究。另外，GLIM 标准针对的是住院的成年患者，是否可能推广到门诊患者、社区人群等特定人群，目前也尚无推荐或相应证据。因此，GLIM 推荐的评定（诊断）标准只是一个阶段性的共识，在现阶段尚无法替代"营养筛查–营养评定–营养干预"三步骤。对于住院后的 GIST 患者，首先进行 NRS2002 风险筛查，有风险者用 PG-SGA 量表进行营养评估，可以发现营养不良的患者，从而早期进行营养干预。由于医院的条件不同，患者的情况各异，对患者进行整合测定时，应选择合适的个体化的整合测定方案。

4 营养治疗的适应证

营养治疗应贯穿 GIST 诊疗的全周期中，建议有营养师全程参与。对所有初诊GIST者，均应进行营养风险筛查，并对其中存在营养不良风险者进行精准化、个体化的营养支持治疗。NRS2002评分≥3分者考虑存在营养风险，需要营养支持，结合临床，制定营养治疗计划。依据NRS2002评分和PG-SGA评分采用针对性的营养支持方案，对存在严重营养不良风险者建议先行营养支持后再进行抗瘤治疗。

5 营养治疗策略

遵循营养五阶梯治疗原则，针对不同营养状态的GIST采用不同营养支持策略：以营养教育为最低程度营养支持方案，依次选择口服营养补充（ONS）、全肠内营养（TEN）、部分肠外营养（PPN）、全肠外营养（TPN）的营养支持方案，当较低一级营养支持方案不能满足患者60%营养需求3~5天时，升级营养支持方案（图8-1）。

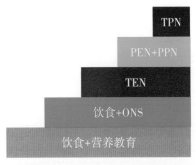

图8-1 营养不良患者营养干预五阶梯模式

对合并消化道梗阻或消化道出血 GIST 的营养治疗应以 PN 为主，同时纠正贫血及水电解质平衡紊乱，若梗阻及出血症状得以改善，在安全前提下可谨慎尝试向 EN 过渡。对接受靶向治疗的复发转移性 GIST，建议定期进行营养风险筛查及营养评估，制定营养治疗计划，根据需要进行合理的营养治疗。对于吞咽及胃肠道功能正常者建议选择 ONS，进食障碍但胃肠道功能正常或可耐受者可选择管饲，而肠道功能障碍、EN 无法施行或无法满足能量与蛋白质目标需要量时应选择 SPN 或 TPN。

6 能量需求

能量需求的准确预测是临床营养支持的前提。能量需求的预测方法有测定法和估算法。测定法相对精准，但操作复杂，估算法操作方便，应用范围更广。Harris-Bendeict 及其改良公式至今一直作为临床上计算机体静息能量消耗（restenergyexpenditure，REE）的经典公式。目前尚无 GIST 每日能量需求量的确切数据。通常对于非卧床患者，KPS 至少 60 分以上，一般推荐能量供给量为 25~30kcal/（kg·d）。

7 免疫营养支持

营养支持中添加特异免疫营养素，能纠正营养不良，还可刺激免疫细胞，增强免疫应答，调控细胞因子产生与释放。谷氨酰胺作为肠黏膜细胞的能量来源，具有促进氮平衡、维持肠道上皮完整性、调节免疫细胞功能等多重作用。多不饱和脂肪酸可提供能量、下调炎症因子及降脂抗凝等作用，其ω-3不饱和脂肪酸具有抗肿瘤活性，可抑制多种肿瘤细胞株生长；精氨酸是特殊营养物质，通过抑制肿瘤细胞多肽合成，抑制肿瘤生长，其营养与免疫作用已得到肯定。

8 饮食运动、体型和运动后体重减轻

肥胖可增加肿瘤的复发风险，降低PFS和OS的可能性，对于肥胖的GIST建议通过限制高能量饮食和增加运动来达到减轻体重的目的。另外，很多GIST患者在治疗期间或随疾病进展，往往呈现体重下降和营养不良，甚至出现恶病质状态，建议患者增加食物的摄入量，达到增重目的。饮食习惯改变和运动行为形成需要患者长期坚持，很多患者往往不能坚持而失败，医护工作者应适时鼓励患者，即使不能达到理想体重，任何通过健康饮食和运动所致的体重减轻都会给患者带来益处。

另外，运动可以减少癌症复发率和死亡率，同样可给GIST患者带来很多益处，在GIST治疗过程中，患者常出现疲乏、焦虑、抑郁等心理问题，而规律运

动可缓解疲乏感，减轻心理困扰、抑郁程度，提高身体机能和生活质量。

第三节　推荐意见

推荐采用 NRS2002 对 GIST 患者进行营养风险筛查，对具有营养风险即 NRS2002 评分≥3 分的病人，应进一步评估营养状况。营养评估常用指标有 BMI，去脂肪体重指数，体重丢失量，血浆白蛋白，常用评估方法为 PG-SGA 量表。

营养治疗应贯穿GIST诊疗的全周期，并建议有营养师全程参与。营养治疗首选肠内营养，可经口进食且消化道功能良好的GIST者首选口服。因解剖或疾病因素等不能经口补充者，可选择管饲肠内营养。推荐短期管饲肠内营养选择鼻胃管，长期管饲肠内营养推荐空肠造瘘术。患者实施肠内营养困难或难以达到需要量，可在肠内营养的基础上增加补充性肠外营养。而全胃肠外营养仅适用于消化道功能完全丧失、完全肠梗阻、腹膜炎、严重的腹泻等情况。

免疫营养素的种类多样，药理特点不同，作用机制复杂，对GIST患者，免疫营养能否使其获益，如何选择免疫营养素和把握适应证，需更多高级别证据。根据GIST患者的病情、体型设立个性化运动方案，给予患者运动方式指导。

— 第九章 ————————

胃肠间质瘤患者的心理护理

第一节 概述

针对间质瘤患者，应将其作为一个整体的"人"来对待，整合考量患者的身体心理社会属性。每个患者的心理状况、社会状况、疾病情况及治疗情况不尽相同，其心理护理的内容也有巨大不同，应体现个体化。心理护理贯彻治疗的始终。接受规范治疗的间质瘤患者生存期显著延长，其心理护理不同于普通的慢性病患者，亦有别于肿瘤患者，有其特殊性。

第二节 实施细则

1 不同类型、不同阶段的间质瘤常面临不同心理问题

微小间质瘤患者，对切除及随访观察，存在治疗决策困难，带瘤状态怕肿瘤增大，切除又怕过度治疗；围术期间质瘤患者，常害怕疼痛，担心预后；进展、复发、难治性间质瘤患者怕无药可治，威胁生

命，病急乱投医，自觉毫无希望，产生轻生念头；持续服用靶向药物的间质瘤患者，常出现药物副作用大，服药依从性差，担心药物增加家庭经济负担，自身形象改变引起自闭、不愿出门，不愿同他人交流。

引起不良心理状态的原因包括疾病本身造成的机体不适如疼痛、梗阻等，对疾病认识不足，肿瘤带来生活、工作等状况的改变，手术并发症、药物副作用等引发身体不适、经济负担加重，对肿瘤进展、复发等的恐惧。

2 一般患者的心理干预

心理评估时机：每次随访都要实施心理评估，特殊及有异常心理状态时，可增加频次。

心理评估方法：随访可采用观察法、会谈法、调查法，必要时可采用焦虑、抑郁等专用心理测评量表进行评估。

评估内容：对疾病认知，治疗依从性，生活质量，焦虑、抑郁等不良心理状态，对肿瘤复发进展的恐惧，家庭经济负担；自我感受，社会功能。

干预方法：专病门诊、专人全程干预，延续性管理，健康教育，改善认知，积极对症处理，改善患者不适；通过家属关怀、病友群及某些社交平台等获取帮助；心理咨询辅导：交谈、倾诉等。

3 特殊患者的心理护理

特殊患者包括：复发或转移、病情复杂、瘤体巨大或位置特殊等难治性间质瘤患者；特殊心理特质患者。干预方法：寻求 MDT to HIM 多学科团队协作，改善患者预后；调节自身情绪，积极应对；接受专业心理指导。

GIST 的多学科整合诊疗

近年来，随着对 GIST 生物学行为认识的不断深入，分子病理学、影像学、微创技术以及以伊马替尼为代表的分子靶向药物等诊疗技术的不断进步，GIST 的诊疗模式早已告别单一学科或单一手段，代之包括外科、肿瘤内科、病理科、消化内镜和影像科等在内的多学科整合诊疗（MDT to HIM）策略（晚期 GIST 治疗以内科靶向药物为主，这一点和其他消化道肿瘤有所区别）。2020 年 NCCN 胃肠间质瘤临床实践指南提出，所有疑似 GIST 均需接受具 GIST/肉瘤专业知识和诊疗经验的 MDT to HIM 专家团队整合评估和管理。原则上，GIST 患者诊治的各个阶段均应开展 MDT to HIM 讨论，共同制定诊治方案并贯穿初始评估、入院管理、出院随访等各个环节。

第一节　MDT to HIM 学科组成、协作目的及临床获益

GIST MDT to HIM 应至少包括胃肠外科、肿瘤内

科、病理科和放射影像科。以上述4个专科为基础的 MDT to HIM 团队能够满足大部分首诊 GIST 患者的诊疗计划制定。

在此基础上可再根据所诊治患者的具体情况作出调整，特别是复发或治疗后进展的患者，应及时邀请更多相关学科参与讨论，制定相应的整合治疗措施。

MDT to HIM 按照定期、定时、定点、定人的原则组织讨论，需重点讨论的病例包括复发或转移、病情复杂、瘤体巨大或位置特殊的 GIST。

第二节　协作目的及临床获益

MDT 会议病例讨论的目的在于获得相对明确的术前诊断，排除无手术指征的病例，评估手术可切除性和制定手术方案，评估并发症及手术风险，对部分进展期病例评估有无新辅助治疗的适应证，术后评估 GIST 的复发风险，掌握合适的辅助治疗指征以及进行规范的术后随访评估等。

通过 MDT to HIM 沟通交流和疾病管理，可减少 GIST 疾病复发，优化手术时机，保留器官解剖结构及功能，延长患者生存期，增强对靶向治疗的反应，以确保 GIST 患者得到最佳诊疗管理。

需要进行 MDT to HIM 的患者大致可分为以下方面：

从疾病因素可分为：肿瘤原因不可切除应进行MDT to HIM讨论；病理学诊断与临床和影像学表现不符时应进行MDT to HIM讨论；位于特殊部位的胃肠间质瘤应进行MDT to HIM讨论；有活检特殊基因型患者应进行MDT to HIM讨论；因存在手术禁忌证不可切除或拒绝手术者，应进行MDT to HIM讨论。

从治疗层面又可分为：所有GIST患者术后有病理和基因分型的应进行MDT to HIM讨论；初始可切除（但肿瘤巨大又联合脏器切除及手术风险）或初始不可切除的GIST患者靶向治疗后，患者应定期进行药物治疗安全性和影像学有效性评估并进行MDT to HIM讨论；复发、转移的GIST患者靶向治疗后应进行MDT to HIM讨论；术前或术后进行靶向治疗，出现严重不良反应或疾病进展时应进行MDT to HIM讨论；更换靶向药物（换线、跨线）治疗前应进行MDT to HIM讨论。

第三节　各学科在MDT to HIM诊疗中的作用

MDT to HIM团队各学科相互协作，在GIST诊疗的不同环节各自发挥重要作用（表10-1）。

表 10-1   MDT to HIM 在 GIST 不同诊疗环节中的作用

	临床表现	诊断	手术切除	风险评估	疗效评估	药物治疗
胃肠科医师	√	√				√
影像科医师		√		√	√	
外科医师		√	√	√	√	
病理医师		√	√	√		
肿瘤内科医师		√	√	√	√	√
内镜医师		√	√			
营养医师				√		√
心理医师				√		√

1   胃肠科

胃肠科医师通常是 GIST 首诊医生，负责疾病的早期发现和诊断，以及早期干预策略的制定。结合影像、病理等检查结果做出明确诊断，整合病变位置大小以及超声内镜结果共同讨论最佳手术方案。尽管胃或小肠 GIST 常无临床症状，但只要内镜下发现黏膜下病变，就应考虑 GIST 的诊断。

2   放射影像科及内镜科

所有疑似 GIST 者在接受外科治疗前都应接受严格而全面的影像学检查，包括内镜、超声内镜、CT 和 MRI 等，确定肿瘤的大小和病变范围以协助诊断。检查方法的合理选择有助于疾病的正确评估。

腹部超声检查可连贯动态地观察腹腔脏器的生理情况；追踪病变，显示立体变化，而不受其成像分层限制。对空腔脏器及实质性脏器具有高辨识度，对判断血供及血流方向有特殊作用。在GIST诊断及治疗中都有极其重要的作用。超声可发现微小间质瘤，对判断GIST良恶性及腹腔远处转移及腹腔种植都有良好诊断价值。

内镜检查在GIST诊治全程都起至关重要作用。对上消化道和结直肠的GIST，胃镜检查可发现消化道内病变位置和大小，获取活检组织，进行病理检测。早期发现和诊断，以及早期干预策略的制定具有重要作用。内镜下微小及小间质瘤的切除，具有创伤小恢复快的优势。对晚期复发及梗阻病患，胃镜又能提供相关诊断和治疗作用。但内镜检查也有其局限性，由于GIST是位于黏膜下的肿瘤，表面有正常黏膜覆盖，普通活检常不能取到肿瘤组织，因此，进一步的诊断常需借助超声内镜（EUS）检查。

作为目前最准确的黏膜下病变的成像技术，EUS能可靠地确定黏膜下病变发生的壁层及腔外邻近组织的图像，区别病变是壁内或系外来压迫，帮助判断壁内病变的囊实性。此外，EUS引导下细针穿刺（EUS-FNA）可获得足够样本用于细胞学和免疫组化分析，以明确诊断。

腹部增强CT或MRI可清晰显示病灶部位及与邻近脏器的关系，并可排除远处脏器的转移性病灶，对判断肿瘤的可切除性相当重要。当CT结果不确定或与临床结果不一致时，FDG-PET可能有助于进一步确诊，而且还可能发现未知的原发部位病变。

在新辅助治疗和辅助治疗过程中，参与酪氨酸激酶抑制剂（TKI）治疗反应的评估，协助肿瘤内科医师对病情（肿瘤复发和/或转移）进行监测随访。FDG-PET可检测到肿瘤对TKI的早期反应，包括治疗有反应或原发性耐药（PET的作用在于早期判断TKI的疗效，判断继发性耐药不经济）。

研究显示，肿瘤缩减并非疾病稳定或缓解的唯一标志。肿瘤密度、肿瘤内结节的发生、PET-CT早期代谢改变、功能性MRI和动态超声造影的血管化改变能在肿瘤大小明显改变之前准确预测治疗反应。因此，放射科医师在GIST整合管理中的作用必将更加重要。

介入放射科医师在GIST的治疗中也发挥一定作用。GIST通常表现为胃肠道出血，可尝试经导管动脉栓塞来控制胃肠道出血，从而避免急诊手术，使诊断更加准确，进而制定最佳手术方案。对不能切除的肝转移瘤，可行局部介入治疗，如经动脉栓塞或射频消融。但需进一步研究评估其作为辅助治疗或与TKI联合治疗的有效性。

3 病理科

术前活检标本的判读，术后阅片和突变检测分析，帮助临床确诊，据肿瘤形态学表现，整合核分裂象和突变状态行恶性危险度评价，预测或评估靶向治疗疗效。

对可切除病变，如临床和放射学检查高度怀疑GIST，且病变可完全切除，一般不建议术前活检。

对考虑术前靶向治疗使肿瘤降期的局限性GIST者、首诊合并转移的疑诊者或手术并发症发病率高以及诊断不明确者，均应活检。NCCN指南推荐对局限性GIST首选EUS-FNA活检。经皮粗针穿刺适用于首诊即合并转移的进展期GIST。

活检中GIST确诊还应包括KIT和DOG1表达的免疫组化染色分析，KIT阳性是GIST最特异的免疫组化标记。DOG1通常与KIT共表达，可能对诊断KIT阴性GIST尤其有用。当组织病理学结果不确定时，对KIT或血小板源性生长因子受体A（PDGFRA）基因进行突变分析可以确诊，对某些患者还具有预后预测价值。

病理学诊断与临床和影像学表现不符时应行MDT to HIM讨论。特别是影像学或组织学表现不典型，免疫组化CD117或DOG-1阴性表达的病例，以及KIT和PDGFRA突变阴性病例。

4 外科

整合考虑病理、放射、肿瘤内科等临床信息，确定GIST是否适合切除，制定科学的手术方案，并行完整手术切除，尽可能减少手术并发症。

R0切除是局限性或可切除肿瘤的手术目标。对合适部位合适大小的肿瘤可通过腹腔镜手术完成，即使是大于5cm的肿瘤。NCCN指南亦支持对胃前壁、空肠和回肠等解剖部位的GIST行腹腔镜下切除。微创手术可以缩短住院时间，降低手术并发症。

彻底探查肝脏和腹膜对明确疾病是否转移很重要。

肿瘤破裂者有很高复发风险，应将其转诊到肿瘤内科和/或MDT to HIM团队行伊马替尼辅助治疗评估。

肿瘤细胞减灭术对病情稳定或对TKI治疗有反应的复发或转移性GIST可能有价值。外科急症患者，如穿孔或脓肿，或有穿孔风险者也可考虑肿瘤细胞减灭术。转移性GIST的其他治疗还包括射频消融术和肝动脉栓塞（肝转移患者）。

5 肿瘤内科

评估诊断的准确性，决定管理的最佳方案；制定治疗目标，无论是根治性或姑息性，术前协助确定GIST的恶性潜能；评估切除术后复发风险，优化TKI辅助或新辅助治疗。

即便肿瘤完全切除，无肿瘤破裂且切缘阴性，GIST仍有可能复发或转移。建议原发性高危GIST行R0切除后接受伊马替尼辅助治疗。

术前伊马替尼新辅助治疗可缩小瘤体，促进局部晚期原发性、复发性或转移性GIST的完全切除，降低手术并发症。位于复杂解剖部位的肿瘤，如食管、十二指肠或直肠，可在新辅助治疗中获益，如减少器官结构和功能的破坏等。

对GIST进行长期管理，监测疾病复发和进展。当疾病进展时，进行最佳二线疗法选择，并评估进入临床试验的适宜性。

6 支持治疗

GIST的支持治疗应贯穿治疗始终，尤其晚期复发、转移患者，出现的出血、梗阻、疼痛等并发症和肿瘤相关营养不良和出现的心理疾病。支持治疗总体目标是尽早预防或缓解相关症状或治疗相关副作用，从而改善患者及其家人和护理人员的生活质量。支持治疗包括从诊断、治疗、幸存到生命终末期的整个历程。早期MDT to HIM支持治疗不仅可改善晚期GIST

患者的营养和心理状况，更重要的是可显著延长生存时间。

第四节　原发局限性及复发和（或）转移性 GIST 的 MDT to HIM 策略

1　原发局限性 GIST

直径<2 cm 的胃 GIST 均应行 EUS 检查，如存在黏膜溃疡、边缘不规则、回声不均匀或局部强回声等不良因素，则建议手术切除，否则，可定期随访观察。

对于存在 EUS 不良因素的胃小 GIST，外科医生应与内镜医生共同讨论手术适应证和手术方式，是否有必要联合内镜和腹腔镜双镜手术。

直径≥2cm 的原发性 GIST 均推荐手术切除。对特殊部位和切除困难的局限性 GIST，胃肠外科和肿瘤内科应共同商讨术前辅助治疗的必要性。

接受术前新辅助治疗的 GIST 应定期进行药物治疗安全性和影像学有效性评估，通过 MDT to HIM 讨论决定手术时机。

所有 GIST 在术后经病理确诊和基因检测分型后，都需要经过 MDT to HIM 专家组讨论以决定进一步治疗，如存在较高复发风险的中高危 GIST 术后接受伊马替尼辅助治疗等。

2　初治的复发和（或）转移性 GIST

2016 年亚洲 GIST 指南强烈建议对转移性 GIST，应进行肿瘤细胞减灭术前的 TKI 术前辅助治疗，即便是在肿瘤可以完全切除情况下。

靶向治疗期间，应至少每个月进行药物安全性检查，并且每相隔 2~3 个月进行一次影像学评估。如出现严重或特殊的治疗相关不良事件，或疾病出现进展时，应及时进行 MDT to HIM 会诊或讨论，制定下一步整合治疗策略。

3　靶向治疗获益的进展期 GIST

此种情况患者应持续服药，直到出现不能耐受的不良反应或肿瘤进展。

治疗后影像学评估，若全部复发转移灶均有可能切除时，应进行 MDT to HIM 讨论手术治疗适应证和术式。研究显示，这些患者可能从手术治疗获益。

4　靶向治疗下 GIST 局限性或广泛进展

可考虑局部治疗，如局部转移灶切除术、射频消融术及化疗栓塞术以控制局部进展性病变。

冷冻、放射性粒子介入对特殊部位的复发性 GIST 有时也可获得较好的局部控制。应在充分影像学评估基础上，结合患者体力状态，充分讨论手术干预的风险和收益。

应继续伊马替尼系统治疗，以控制任何隐匿的微转移病灶。如局部进展性病变能完全清除，可维持伊马替尼标准治疗剂量不变。如病变未完全清除，应考虑增加伊马替尼剂量或改为舒尼替尼。原发病灶的基因突变类型和耐药病灶继发突变类型，均有助于预测TKI的疗效。

对广泛进展，如不可切除，TKI使用可延长PFS和OS。

对局限于肝脏但不可切除或不能耐受手术者，射频消融、介入治疗、TKI、肝移植或前述任何治疗方式的整合都值得考虑。

有症状的骨转移病人，可考虑外照射治疗。2019年，Katayanagi S等首次报道基于突变分析的TKI治疗、放疗联合手术治疗的MDT to HIM诊疗成功使一例GIST切除术后骨转移获得长期生存。

5 特殊 GIST

在大肿瘤或复杂部位（如直肠、胃食管交界处）的特殊情况下，应行MDT to HIM讨论最佳治疗方案，避免多脏器切除或功能损害，新辅助治疗是一个很好的方案。

高危壶腹周围 GIST 在决定胰十二指肠切除术之前，应使用 EUS 确认诊断并考虑局部切除。

综上所述，GIST 的诊疗并非由某个专科独立完成，应该是 MDT to HIM 共同参与的整合诊疗过程（图10-1）。MDT to HIM 不仅有助于判断 GIST 手术指征及制定安全可行的手术方案，也将提升术后康复、制定靶向药物治疗方案及术后随访等环节的合理性与有效性，才能真正做到合理、规范、高度个体化的 GIST 治疗，使患者最大程度获益。尤其在 GIST 病例较多的诊疗中心应积极推行 MDT to HIM 制度，以实现对疑难 GIST 患者的规范化和个体化治疗。

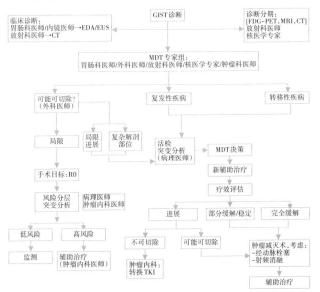

图 10-1　GIST MDT to HIM 整合诊疗模式

— 第十一章 ————————

随访

当下接受规范治疗的GIST生存期显著延长，GIST有望逐步进入"慢性病"范畴。因而，对GIST实行全程化管理十分重要。全程化管理模式下对GIST病人的随访工作需要做到定期、可靠、全面、具体。一方面，患者可得到连续、完整的生理和心理教育，增强和巩固对自身疾病的了解；另一方面，临床医师能动态了解病人生存及疾病进展状况，保持病情稳定管理。对中、高危者，应每3个月进行CT或MRI检查，持续3年，然后每6个月1次，直至5年；5年后每年随访1次。低危及极低危者应每6个月进行CT或MRI检查，持续5年。转移复发/不可切除或术前治疗者应每3个月随访1次。随访方式应多样化，在传统随访基础上，应重视发展线上随访方式，如专业咨询网站、微信等，不但能跨越时间、地点和人群的局限，还可节省成本，让更多患者受益。但对病情复杂者，建议至GIST专病门诊就诊，确保治疗的专业性、准确性。

GIST诊疗中心应建立完整的GIST病例档案，收集信息应至少包括家庭住址、联系方式、身份证号、影像学检查、手术信息、病理学诊断、基因检测及后续治疗等资料。同时，临床应根据随访结果定期更新相关信息。推荐各GIST诊疗中心使用统一规范化随访模板，以利后续全国多中心研究的开展。GIST随访数据对评价疾病治疗效果、协助科研、指导后续治疗具有重要意义；全程化管理模式下的GIST随访工作举足轻重，其目的是更好地为GIST患者服务，更好地改善患者预后。

参考文献

[1] HIROTA S, ISOZAKI K, MORIYAMA Y, et al. Gain-of-function mutations of c-kit in human gastrointestinal stromal tumors [J]. Science (New York, NY), 1998, 279 (5350): 577-80.

[2] HEINRICH M C, CORLESS C L, DEMETRI G D, et al. Kinase mutations and imatinib response in patients with metastatic gastrointestinal stromal tumor [J]. Journal of clinical oncology: official journal of the American Society of Clinical Oncology, 2003, 21 (23): 4342-9.

[3] JOENSUU H, ROBERTS P J, SARLOMO-RIKALA M, et al. Effect of the tyrosine kinase inhibitor STI571 in a patient with a metastatic gastrointestinal stromal tumor [J]. N Engl J Med, 2001, 344 (14): 1052-6.

[4] BLANKE C D, DEMETRI G D, VON MEHREN M, et al. Long-term results from a randomized phase II trial of standard-versus higher-dose imatinib mesylate for patients with unresectable or metastatic gastrointestinal stromal tumors expressing KIT [J]. Journal of clinical oncology: official journal of the American Society of Clinical Oncology, 2008, 26 (4): 620-5.

[5] DEMETRI G D, VAN OOSTEROM A T, GARRETT C R, et al. Efficacy and safety of sunitinib in patients with advanced gastrointestinal stromal tumour after failure of imatinib: a randomised controlled trial [J]. Lancet (London, England), 2006, 368 (9544): 1329-38.

[6] DEMETRI G D, REICHARDT P, KANG Y K, et al. Efficacy and safety of regorafenib for advanced gastrointestinal stromal tumours after failure of imatinib and sunitinib (GRID): an international, multicentre, randomised, placebo-controlled, phase 3 trial [J]. Lancet (London, England), 2013, 381

(9863)：295-302.

[7] 陶凯雄，张鹏，李健，等．胃肠间质瘤全程化管理中国专家共识（2020 版）[J]．中国实用外科杂志，2020，40（10）：1109-19.

[8] 中国临床肿瘤学会指南工作委员会．中国临床肿瘤学会（CSCO）胃肠间质瘤诊疗指南 2020 [M]．人民卫生出版社，2020.

[9] 曹晖，高志冬，何裕隆，等．胃肠间质瘤规范化外科治疗中国专家共识（2018 版）[J]．中国实用外科杂志，2018，38（09）：965-73.

[10] EL-MENYAR A，MEKKODATHIL A，AL-THANI H. Diagnosis and management of gastrointestinal stromal tumors：An up-to-date literature review [J]. J Cancer Res Ther，2017，13（6）：889-900.

[11] SOREIDE K，SANDVIK O M，SOREIDE J A，et al. Global epidemiology of gastrointestinal stromal tumours（GIST）：A systematic review of population-based cohort studies [J]. Cancer Epidemiol，2016，40：39-46.

[12] 王振华，梁小波，王毅，等．2011 年山西省胃肠道间质瘤流行病学调查 [J]．中华医学杂志，2013，93（32）：2541-4.

[13] CHO M Y，SOHN J H，KIM J M，et al. Current trends in the epidemiological and pathological characteristics of gastrointestinal stromal tumors in Korea，2003-2004 [J]. J Korean Med Sci，2010，25（6）：853-62.

[14] BRABEC P，SUFLIARSKY J，LINKE Z，et al. A whole population study of gastrointestinal stromal tumors in the Czech Republic and Slovakia [J]. Neoplasma，2009，56（5）：459-64.

[15] PATEL N，BENIPAL B. Incidence of Gastrointestinal Stromal Tumors in the United States from 2001-2015：A United States Cancer Statistics Analysis of 50 States [J]. Cureus，2019，11（2）：e4120.

[16] NILSSON B，BUMMING P，MEIS-KINDBLOM J M，et al.

Gastrointestinal stromal tumors: the incidence, prevalence, clinical course, and prognostication in the preimatinib mesylate era--a population-based study in western Sweden [J]. Cancer, 2005, 103 (4): 821-9.

[17] STARCZEWSKA AMELIO J M, CID RUZAFA J, DESAI K, et al. Prevalence of gastrointestinal stromal tumour (GIST) in the United Kingdom at different therapeutic lines: an epidemiologic model [J]. BMC cancer, 2014, 14: 364.

[18] CUCCARO F, BURGIO LO MONACO M G, RASHID I, et al. Population -based incidence of gastrointestinal stromal tumors in Puglia [J]. Tumori, 2021, 107 (1): 39-45.

[19] AMADEO B, PENEL N, COINDRE J M, et al. Incidence and time trends of sarcoma (2000-2013): results from the French network of cancer registries (FRANCIM) [J]. BMC cancer, 2020, 20 (1): 14-21.

[20] WAIDHAUSER J, BORNEMANN A, TREPEL M, et al. Frequency, localization, and types of gastrointestinal stromal tumor-associated neoplasia [J]. World J Gastroenterol, 2019, 25 (30): 4261-77.

[21] 叶颖江, 沈琳, 李健, 等. 小胃肠间质瘤诊疗中国专家共识（2020年版）[J]. 临床肿瘤学杂志, 2020, 25 (04): 349-55.

[22] NS I J, DRABBE C, DEN HOLLANDER D, et al. Gastrointestinal Stromal Tumours (GIST) in Young Adult (18-40 Years) Patients: A Report from the Dutch GIST Registry [J]. Cancers (Basel), 2020, 12 (3): 730.

[23] JOENSUU H, HOHENBERGER P, CORLESS C L. Gastrointestinal stromal tumour [J]. Lancet (London, England), 2013, 382 (9896): 973-83.

[24] LIU X, QIU H, ZHANG P, et al. Prognostic factors of primary gastrointestinal stromal tumors: a cohort study based on

high-volume centers [J]. Chin J Cancer Res，2018，30（1）：61-71.

[25] 师英强，梁小波. 胃肠道间质瘤[M]. 人民卫生出版社，2011.3：p59-78.

[26] SCOLA D，BAHOURA L，COPELAN A，et al. Getting the GIST：a pictorial review of the various patterns of presentation of gastrointestinal stromal tumors on imaging [J]. Abdominal radiology（New York），2017，42（5）：1350-64.

[27] 中国临床肿瘤学会胃肠道间质瘤专家委员会. 胃肠间质瘤诊疗指南2020版[M]. 人民卫生出版社，2020：p16-19.

[28] 黄家平，钟先荣. 胃肠道间质瘤的内镜诊治进展 [J]. 中外医疗，2018，37（20）：196-8.

[29] MANTESE G. Gastrointestinal stromal tumor：epidemiology，diagnosis，and treatment [J]. Curr Opin Gastroenterol，2019，35（6）：555-9.

[30] 中华医学会消化内镜学分会消化内镜隧道技术协作组，中国医师协会内镜医师分会，北京医学会消化内镜学分会. 中国胃肠间质瘤内镜下诊治专家共识[J]. 中华胃肠内镜电子杂志，2020；7（4）：176-185.

[31] 王坚、朱雄增、郑杰，等. 中国胃肠道间质瘤诊断治疗专家共识（2017年版）病理解读 [J]. 中华病理学杂志，2018，47（01）：2-6.

[32] LI J，YE YJ，WANG J，et al. Chinese Consensus Guideline For Diagnosis And Management Of Gastrointestinal Stromal Tumor [J].Chin J Cancer Res，2017；29（4）：281-293.

[33] WHO CLASSIFICATION OF TUMOURS EDITORIAL BOARD. Digestive System Tumours. Lyon（France）：International Agency For Research On Cancer. 2019.

[34] MIETTINEN M，LASOTA J. Gastrointestinal stromal tumors：pathology and prognosis at different sites [J]. Seminars in diagnostic pathology，2006，23（2）：70-83.

[35] XU H, CHEN L, SHAO Y, et al. Clinical Application of Circulating Tumor DNA in the Genetic Analysis of Patients with Advanced GIST [J]. Mol Cancer Ther, 2018, 17 (1): 290-6.

[36] VAN DER ZWAN S M, DEMATTEO R P. Gastrointestinal stromal tumor: 5 years later [J]. Cancer, 2005, 104 (9): 1781-8.

[37] SCHAEFER I M, MARIÑO-ENRÍQUEZ A, FLETCHER J A. What is New in Gastrointestinal Stromal Tumor? [J]. Advances in anatomic pathology, 2017, 24 (5): 259-67.

[38] YAMADA Y, KATO Y, YANAGISAWA A, et al. Microleiomyomas of human stomach [J]. Human pathology, 1988, 19 (5): 569-72.

[39] MIKAMI T, TERADA T, NAKAMURA K, et al. The gastric hypercellular microleiomyoma as a precursor lesion for clinical gastrointestinal stromal tumors [J]. Human pathology, 1997, 28 (12): 1355-60.

[40] KAWANOWA K, SAKUMA Y, SAKURAI S, et al. High incidence of microscopic gastrointestinal stromal tumors in the stomach [J]. Human pathology, 2006, 37 (12): 1527-35.

[41] AGAIMY A, WÜNSCH P H. Sporadic Cajal cell hyperplasia is common in resection specimens for distal oesophageal carcinoma. A retrospective review of 77 consecutive surgical resection specimens [J]. Virchows Archiv: an international journal of pathology, 2006, 448 (3): 288-94.

[42] AGAIMY A, WÜNSCH P H, HOFSTAEDTER F, et al. Minute gastric sclerosing stromal tumors (GIST tumorlets) are common in adults and frequently show c-KIT mutations [J]. Am J Surg Pathol, 2007, 31 (1): 113-20.

[43] ROSSI S, GASPAROTTO D, TOFFOLATTI L, et al. Molecular and clinicopathologic characterization of gastrointestinal stromal tumors (GISTs) of small size [J]. Am J Surg Pathol,

2010, 34 (10): 1480-91.

[44] VON MEHREN M, RANDALL R L, BENJAMIN R S, et al. Soft Tissue Sarcoma, Version 2.2018, NCCN Clinical Practice Guidelines in Oncology [J]. Journal of the National Comprehensive Cancer Network: JNCCN, 2018, 16 (5): 536-63.

[45] LI J, YE Y, WANG J, et al. Chinese consensus guidelines for diagnosis and management of gastrointestinal stromal tumor [J]. Chin J Cancer Res, 2017, 29 (4): 281-93.

[46] CASALI P G, ABECASSIS N, ARO H T, et al. Gastrointestinal stromal tumours: ESMO-EURACAN Clinical Practice Guidelines for diagnosis, treatment and follow-up [J]. Ann Oncol, 2018, 29 (Suppl 4): iv68-iv78iv267.

[47] AGAIMY A, WÜNSCH P H, DIRNHOFER S, et al. Microscopic gastrointestinal stromal tumors in esophageal and intestinal surgical resection specimens: a clinicopathologic, immunohistochemical, and molecular study of 19 lesions [J]. Am J Surg Pathol, 2008, 32 (6): 867-73.

[48] NISHIDA T, GOTO O, RAUT C P, et al. Diagnostic and treatment strategy for small gastrointestinal stromal tumors [J]. Cancer, 2016, 122 (20): 3110-8.

[49] PARK C H, KIM E H, JUNG D H, et al. Impact of periodic endoscopy on incidentally diagnosed gastric gastrointestinal stromal tumors: findings in surgically resected and confirmed lesions [J]. Ann Surg Oncol, 2015, 22 (9): 2933-9.

[50] STANDARDS OF PRACTICE C, FAULX A L, KOTHARI S, et al. The role of endoscopy in subepithelial lesions of the GI tract [J]. Gastrointest Endosc, 2017, 85 (6): 1117-32.

[51] PONSAING L G, KISS K, LOFT A, et al. Diagnostic procedures for submucosal tumors in the gastrointestinal tract [J]. World J Gastroenterol, 2007, 13 (24): 3301-10.

[52] TANG J Y, TAO K G, ZHANG L Y, et al. Value of contrast-

enhanced harmonic endoscopic ultrasonography in differentiating between gastrointestinal stromal tumors: A meta-analysis [J]. Journal of digestive diseases, 2019, 20 (3): 127-34.

[53] RÖSCH T, KAPFER B, WILL U, et al. Accuracy of endoscopic ultrasonography in upper gastrointestinal submucosal lesions: a prospective multicenter study [J]. Scandinavian journal of gastroenterology, 2002, 37 (7): 856-62.

[54] JIA X, LIU Y, ZHAO J, et al. Could computed tomography be used as a surrogate of endoscopic ultrasonography in the screening and surveillance of small gastric Gastrointestinal stromal tumors? [J]. Eur J Radiol, 2021, 135: 109463.

[55] PENCE K, CORREA A M, CHAN E, et al. Management of esophageal gastrointestinal stromal tumor: review of one hundred seven patients [J]. Diseases of the esophagus: official journal of the International Society for Diseases of the Esophagus, 2017, 30 (12): 1-5.

[56] KOH Y X, CHOK A Y, ZHENG H L, et al. A systematic review and meta-analysis comparing laparoscopic versus open gastric resections for gastrointestinal stromal tumors of the stomach [J]. Ann Surg Oncol, 2013, 20 (11): 3549-60.

[57] NISHIDA T, HOLMEBAKK T, RAUT C P, et al. Defining Tumor Rupture in Gastrointestinal Stromal Tumor [J]. Ann Surg Oncol, 2019, 26 (6): 1669-75.

[58] WANG C, GAO Z, SHEN K, et al. Safety and efficiency of endoscopic resection versus laparoscopic resection in gastric gastrointestinal stromal tumours: A systematic review and meta-analysis [J]. Eur J Surg Oncol, 2020, 46 (4 Pt A): 667-74.

[59] ZHOU B, ZHANG M, WU J, et al. Pancreaticoduodenectomy versus local resection in the treatment of gastrointestinal stromal tumors of the duodenum [J]. World J Surg Oncol, 2013,

11：196.

[60] HUANG Y，CHEN G，LIN L，et al. Resection of GIST in the duodenum and proximal jejunum：A retrospective analysis of outcomes [J]. Eur J Surg Oncol，2019，45（10）：1950-6.

[61] COE T M，FERO K E，FANTA P T，et al. Population-Based Epidemiology and Mortality of Small Malignant Gastrointestinal Stromal Tumors in the USA [J]. J Gastrointest Surg，2016，20（6）：1132-40.

[62] GIULIANO K，NAGARAJAN N，CANNER J，et al. Gastric and small intestine gastrointestinal stromal tumors：Do outcomes differ? [J]. J Surg Oncol，2017，115（3）：351-7.

[63] CHEN K，ZHANG B，LIANG Y L，et al. Laparoscopic Versus Open Resection of Small Bowel Gastrointestinal Stromal Tumors：Systematic Review and Meta-Analysis [J]. Chin Med J（Engl），2017，130（13）：1595-603.

[64] KAMEYAMA H，KANDA T，TAJIMA Y，et al. Management of rectal gastrointestinal stromal tumor [J]. Transl Gastroenterol Hepatol，2018，3：8.

[65] WU X H，HOU Y Y，XU C，et al. New prognostic parameters for very-low-risk gastrointestinal stromal tumors [J]. Chin Med J（Engl），2011，124（13）：1964-9.

[66] GAO Z，WANG C，XUE Q，et al. The cut-off value of tumor size and appropriate timing of follow-up for management of minimal EUS-suspected gastric gastrointestinal stromal tumors [J]. BMC Gastroenterol，2017，17（1）：8.

[67] LEE H L，KIM Y T，JOO Y W. Small，duodenal，GI stromal tumor showing large，extraluminal，exophytic growth [J]. Gastrointest Endosc，2010，72（6）：1267-8.

[68] GILL K R，CAMELLINI L，CONIGLIARO R，et al. The natural history of upper gastrointestinal subepithelial tumors：a multicenter endoscopic ultrasound survey [J]. J Clin Gastroenter-

ol, 2009, 43（8）：723-6.

[69] LACHTER J, BISHARA N, RAHIMI E, et al. EUS clarifies the natural history and ideal management of GISTs [J]. Hepato-gastroenterology, 2008, 55（86-87）：1653-6.

[70] FANG Y J, CHENG T Y, SUN M S, et al. Suggested cutoff tumor size for management of small EUS-suspected gastric gastrointestinal stromal tumors [J]. J Formos Med Assoc, 2012, 111（2）：88-93.

[71] FAIRWEATHER M, BALACHANDRAN V P, LI G Z, et al. Cytoreductive Surgery for Metastatic Gastrointestinal Stromal Tumors Treated With Tyrosine Kinase Inhibitors：A 2-institutional Analysis [J]. Annals of surgery, 2018, 268（2）：296-302.

[72] ZHI X, JIANG B, YU J, et al. Prognostic role of microscopically positive margins for primary gastrointestinal stromal tumors：a systematic review and meta-analysis [J]. Scientific reports, 2016, 6：21541.

[73] ZHU Y, XU M D, XU C, et al. Microscopic positive tumor margin does not increase the rate of recurrence in endoscopic resected gastric mesenchymal tumors compared to negative tumor margin [J]. Surgical endoscopy, 2020, 34（1）：159-69.

[74] CAVNAR M J, SEIER K, CURTIN C, et al. Outcome of 1000 Patients With Gastrointestinal Stromal Tumor（GIST）Treated by Surgery in the Pre- and Post-imatinib Eras [J]. Annals of surgery, 2021, 273（1）：128-38.

[75] GRONCHI A, BONVALOT S, POVEDA VELASCO A, et al. Quality of Surgery and Outcome in Localized Gastrointestinal Stromal Tumors Treated Within an International Intergroup Randomized Clinical Trial of Adjuvant Imatinib [J]. JAMA Surg, 2020, 155（6）：e200397.

[76] AGAIMY A, WÜNSCH P H. Lymph node metastasis in gastro-

intestinal stromal tumours（GIST）occurs preferentially in young patients < or = 40 years：an overview based on our case material and the literature [J]. Langenbeck's archives of surgery，2009，394（2）：375-81.

[77] ZHANG L，SMYRK T C，YOUNG W F，JR，et al. Gastric stromal tumors in Carney triad are different clinically，pathologically，and behaviorily from sporadic gastric gastrointestinal stromal tumors：findings in 104 cases [J]. Am J Surg Pathol，2010，34（1）：53-64.

[78] 万德森，伍小军，梁小曼，等. 胃肠道间质瘤的外科治疗 [J]. 中华胃肠外科杂志，2003，05）：288-91.

[79] 杨弘鑫，陈秀峰，张波，等. 217例胃间质瘤的临床特点与诊治 [J]. 中国普外基础与临床杂志，2012，19（09）：41-46.

[80] EISENBERG B L，HARRIS J，BLANKE C D，et al. Phase II trial of neoadjuvant/adjuvant imatinib mesylate（IM）for advanced primary and metastatic/recurrent operable gastrointestinal stromal tumor（GIST）：early results of RTOG 0132 / ACRIN 6665 [J]. J Surg Oncol，2009，99（1）：42-7.

[81] DEMATTEO R P，MAKI R G，SINGER S，et al. Results of tyrosine kinase inhibitor therapy followed by surgical resection for metastatic gastrointestinal stromal tumor [J]. Annals of surgery，2007，245（3）：347-52.

[82] 张信华，何裕隆. 复发转移性胃肠间质瘤的外科治疗再评价 [J]. 中华胃肠外科杂志，2020，23（09）：840-4.

[83] 徐泽宽，徐皓，李沣员. 腹腔镜技术在胃胃肠间质瘤手术中的应用价值与争议 [J]. 中国实用外科杂志，2018，38（05）：501-4.

[84] 李国仁，戴建华. 食管间质瘤的特征与外科治疗现状 [J]. 中国肿瘤临床，2017，44（19）：993-9.

[85] 吴欣，孙林德，汪明，等. 腹腔镜与开腹手术治疗胃来源

且长径大于 2 cm 的胃肠间质瘤多中心倾向评分匹配法疗效比较 [J]. 中华胃肠外科杂志，2020，23（09）：888-95.

[86] XIONG Z，WAN W，ZENG X，et al. Laparoscopic Versus Open Surgery for Gastric Gastrointestinal Stromal Tumors：a Propensity Score Matching Analysis [J]. J Gastrointest Surg，2020，24（8）：1785-94.

[87] LIN J，HUANG C，ZHENG C，et al. Laparoscopic versus open gastric resection for larger than 5 cm primary gastric gastrointestinal stromal tumors（GIST）：a size-matched comparison [J]. Surgical endoscopy，2014，28（9）：2577-83.

[88] TAGAYA N，MIKAMI H，KOGURE H，et al. Laparoscopic intragastric stapled resection of gastric submucosal tumors located near the esophagogastric junction [J]. Surgical endoscopy，2002，16（1）：177-9.

[89] XU X，CHEN K，ZHOU W，et al. Laparoscopic transgastric resection of gastric submucosal tumors located near the esophagogastric junction [J]. J Gastrointest Surg，2013，17（9）：1570-5.

[90] MAZER L，WORTH P，VISSER B. Minimally invasive options for gastrointestinal stromal tumors of the stomach [J]. Surgical endoscopy，2021，35（3）：1324-30.

[91] MATSUDA T，NUNOBE S，KOSUGA T，et al. Laparoscopic and luminal endoscopic cooperative surgery can be a standard treatment for submucosal tumors of the stomach：a retrospective multicenter study [J]. Endoscopy，2017，49（5）：476-83.

[92] 汪明，曹晖. 从腹部外科医师的角度审视食管胃结合部胃肠间质瘤微创治疗策略的演变发展趋势 [J]. 消化肿瘤杂志（电子版），2021，13（01）：1-5.

[93] LIU H，YAN Z，LIAO G，et al. Treatment strategy of rectal gastrointestinal stromal tumor（GIST）[J]. J Surg Oncol，

2014，109（7）：708-13.

[94] 徐佳昕，周平红，徐美东，等.内镜微创治疗胃黏膜下肿
瘤的长期疗效评价 [J]. 中华消化内镜杂志，2017，34
（11）：775-8.

[95] NATIONAL COMPREHENSIVE CANCER NETWORK. The
Nccn Gist Clinical Practice Guidelines Inoncology. 2021.

[96] DEMATTEO R P，BALLMAN K V，ANTONESCU C R，et
al. Adjuvant imatinib mesylate after resection of localised，pri-
mary gastrointestinal stromal tumour：a randomised，double-
blind，placebo-controlled trial [J]. Lancet（London，Eng-
land），2009，373（9669）：1097-104.

[97] LI J，GONG J F，WU A W，et al. Post-operative imatinib in
patients with intermediate or high risk gastrointestinal stromal
tumor [J]. Eur J Surg Oncol，2011，37（4）：319-24.

[98] JOENSUU H，ERIKSSON M，SUNDBY HALL K，et al. One
vs three years of adjuvant imatinib for operable gastrointestinal
stromal tumor：a randomized trial [J]. Jama，2012，307
（12）：1265-72.

[99] WU X，LI J，XU W，et al. Imatinib Adjuvant Therapy In In-
termediate Risk Gastrointestinal Stromal Tumor-a Multi-Center
Restrospective Study [J]. Future Oncol，2018，14（17）：
1721-1729.

[100] CORLESS C L，BALLMAN K V，ANTONESCU C R，et al.
Pathologic and molecular features correlate with long-term out-
come after adjuvant therapy of resected primary GI stromal tu-
mor：the ACOSOG Z9001 trial [J]. Journal of clinical oncolo-
gy：official journal of the American Society of Clinical Oncolo-
gy，2014，32（15）：1563-70.

[101] 曹晖，汪明.胃肠间质瘤诊断与治疗的新挑战——从循证
医学到精准医学的思考与实践 [J]. 中华胃肠外科杂志，
2016，19（01）：17-21.

[102] DEMETRI G D, VON MEHREN M, BLANKE C D, et al. Efficacy and safety of imatinib mesylate in advanced gastrointestinal stromal tumors [J]. N Engl J Med, 2002, 347 (7): 472-80.

[103] ZALCBERG J R, VERWEIJ J, CASALI P G, et al. Outcome of patients with advanced gastro-intestinal stromal tumours crossing over to a daily imatinib dose of 800 mg after progression on 400 mg [J]. Eur J Cancer, 2005, 41 (12): 1751-7.

[104] BLANKE C D, RANKIN C, DEMETRI G D, et al. Phase III randomized, intergroup trial assessing imatinib mesylate at two dose levels in patients with unresectable or metastatic gastrointestinal stromal tumors expressing the kit receptor tyrosine kinase: S0033 [J]. Journal of clinical oncology: official journal of the American Society of Clinical Oncology, 2008, 26 (4): 626-32.

[105] LI J, GONG J F, LI J, et al. Efficacy of imatinib dose escalation in Chinese gastrointestinal stromal tumor patients [J]. World J Gastroenterol, 2012, 18 (7): 698-703.

[106] 徐皓, 马利林, 徐为, 等. 胃肠间质瘤患者服药前后监测伊马替尼血浆浓度意义的中国多中心研究 [J]. 中华胃肠外科杂志, 2016, 19 (11): 1271-6.

[107] DEMETRI G D, WANG Y, WEHRLE E, et al. Imatinib plasma levels are correlated with clinical benefit in patients with unresectable / metastatic gastrointestinal stromal tumors [J]. Journal of clinical oncology: official journal of the American Society of Clinical Oncology, 2009, 27 (19): 3141-7.

[108] HEINRICH M, JONES R, VONMEHREN M, et al. Clinical Activity of Avapritinib In≥ Fourth-Line (4L+) And Pdgfra Exon 18 Gastrointestinal Stromal Tumors (Gist) [J]. J Clin Oncol, 2019, 37: 15 (Abstr 11022).

[109] LI J，GAO J，HONG J，et al. Efficacy and safety of sunitinib in Chinese patients with imatinib−resistant or −intolerant gastrointestinal stromal tumors [J]. Future Oncol，2012，8（5）：617−24.

[110] 刘秀峰，秦叔逵，王琳，等.苹果酸舒尼替尼二线治疗国人晚期胃肠间质瘤的临床观察 [J]. 临床肿瘤学杂志，2013，18（07）：636−9.

[111] JANKU F，ABDUL RAZAK A R，CHI P，et al. Switch Control Inhibition of KIT and PDGFRA in Patients With Advanced Gastrointestinal Stromal Tumor： A Phase I Study of Ripretinib [J]. Journal of clinical oncology： official journal of the American Society of Clinical Oncology，2020，38（28）：3294−303.

[112] LI J，WANG M，ZHANG B，et al. Chinese consensus on management of tyrosine kinase inhibitor−associated side effects in gastrointestinal stromal tumors [J]. World J Gastroenterol，2018，24（46）：5189−202.

[113] JEANYVES B，STEVENATTIA，SEBASTIAN B，et al. A Phase 3， Interventional， Double Blind， Placebo Controlledstudy to Assess The Safety And Efficacy Of Ripretinib （Dcc 2618） In Patients With Advanced Gastrointestinal Stromal Tumors （Gist） Who Have Received Treatment With Prior Anticancer Therapies [J]. Esmo Congress， Ann Oncol，2019，30：087.

[114] EISENHAUER E A，THERASSE P，BOGAERTS J，et al. New response evaluation criteria in solid tumours： revised RECIST guideline （version 1.1）[J]. Eur J Cancer，2009，45（2）：228−47.

[115] CHOI H，CHARNSANGAVEJ C，FARIA S C，et al. Correlation of computed tomography and positron emission tomography in patients with metastatic gastrointestinal stromal tumor

treated at a single institution with imatinib mesylate: proposal of new computed tomography response criteria [J]. Journal of clinical oncology: official journal of the American Society of Clinical Oncology, 2007, 25（13）: 1753-9.

[116] TANG L, ZHANG X P, SUN Y S, et al. Gastrointestinal stromal tumors treated with imatinib mesylate: apparent diffusion coefficient in the evaluation of therapy response in patients [J]. Radiology, 2011, 258（3）: 729-38.

[117] SCHRAMM N, ENGLHART E, SCHLEMMER M, et al. Tumor response and clinical outcome in metastatic gastrointestinal stromal tumors under sunitinib therapy: comparison of RECIST, Choi and volumetric criteria [J]. Eur J Radiol, 2013, 82（6）: 951-8.

[118] DUDECK O, ZEILE M, REICHARDT P, et al. Comparison of RECIST and Choi criteria for computed tomographic response evaluation in patients with advanced gastrointestinal stromal tumor treated with sunitinib [J]. Ann Oncol, 2011, 22（8）: 1828-33.

[119] SHINAGARE A B, JAGANNATHAN J P, KURRA V, et al. Comparison of performance of various tumour response criteria in assessment of regorafenib activity in advanced gastrointestinal stromal tumours after failure of imatinib and sunitinib [J]. Eur J Cancer, 2014, 50（5）: 981-6.

[120] SHINTO A, NAIR N, DUTT A, et al. Early response assessment in gastrointestinal stromal tumors with FDG PET scan 24 hours after a single dose of imatinib [J]. Clin Nucl Med, 2008, 33（7）: 486-7.

[121] LE CESNE A, VAN GLABBEKE M, VERWEIJ J, et al. Absence of progression as assessed by response evaluation criteria in solid tumors predicts survival in advanced GI stromal tumors treated with imatinib mesylate: the intergroup

EORTC-ISG-AGITG phase Ⅲ trial [J]. Journal of clinical oncology: official journal of the American Society of Clinical Oncology, 2009, 27（24）: 3969-74.

[122] LINTON K M, TAYLOR M B, RADFORD J A. Response evaluation in gastrointestinal stromal tumours treated with imatinib: misdiagnosis of disease progression on CT due to cystic change in liver metastases [J]. The British journal of radiology, 2006, 79（944）: e40-4.

[123] JEMAL A, BRAY F, CENTER M M, et al. Global cancer statistics [J]. CA: a cancer journal for clinicians, 2011, 61（2）: 69-90.

[124] ZHANG L, LU Y, FANG Y. Nutritional status and related factors of patients with advanced gastrointestinal cancer [J]. Br J Nutr, 2014, 111（7）: 1239-44.

[125] DING P, GUO H, YANG P, et al. Association Between the Nutritional Risk and the Survival Rate in Newly Diagnosed GIST Patients [J]. Frontiers in nutrition, 2021, 8: 743475.

[126] ARENDS J, BACHMANN P, BARACOS V, et al. ESPEN guidelines on nutrition in cancer patients [J]. Clin Nutr, 2017, 36（1）: 11-48.

[127] 张晓伟, 李薇, 陈公琰, 等. 中国肿瘤患者营养知识—态度—行为调查分析 [J]. 肿瘤代谢与营养电子杂志, 2015, 2（04）: 43-7.

[128] JIANG ZM, CHEN W, ZHAN WH, et al. Parenteral and enteral nutrition application in west, middle and east China: a multicenter in-vestigation for 15098 patients in 13 metropolitans using nutritional risk screening 2002 tool [J]. Clin Nutr, 2007, 2（2）: 133-134.

[129] STRATTON R J, HACKSTON A, LONGMORE D, et al. Malnutrition in hospital outpatients and inpatients: prevalence, concurrent validity and ease of use of the 'malnutrition

universal screening tool'（'MUST'）for adults [J]. Br J Nutr, 2004, 92（5）: 799-808.

[130] KONDRUP J, ALLISON S P, ELIA M, et al. ESPEN guidelines for nutrition screening 2002 [J]. Clin Nutr, 2003, 22（4）: 415-21.

[131] 石汉平, 赵青川, 王昆华, 等. 营养不良的三级诊断 [J]. 中国癌症防治杂志, 2015, 7（05）: 313-9.

[132] CEDERHOLM T, JENSEN G L, CORREIA M, et al. GLIM criteria for the diagnosis of malnutrition - A consensus report from the global clinical nutrition community [J]. Clin Nutr, 2019, 38（1）: 1-9.

[133] JENSEN G L. Global Leadership Conversation: Addressing Malnutrition [J]. JPEN J Parenter Enteral Nutr, 2016, 40（4）: 455-7.

[134] 石汉平, 许红霞, 李苏宜, 等. 营养不良的五阶梯治疗 [J]. 肿瘤代谢与营养电子杂志, 2015, 2（01）: 29-33.

[135] PERINEL J, MARIETTE C, DOUSSET B, et al. Early Enteral Versus Total Parenteral Nutrition in Patients Undergoing Pancreaticoduodenectomy: A Randomized Multicenter Controlled Trial（Nutri-DPC）[J]. Annals of surgery, 2016, 264（5）: 731-7.

[136] OKAMOTO H, SASAKI M, JOHTATSU T, et al. Resting energy expenditure and nutritional status in patients undergoing transthoracic esophagectomy for esophageal cancer [J]. J Clin Biochem Nutr, 2011, 49（3）: 169-73.

[137] 恶性肿瘤患者的营养治疗专家共识 [J]. 临床肿瘤学杂志, 2012, 17（01）: 59-73.

[138] 柳欣欣, 于健春. 免疫营养素应用于肿瘤治疗的研究进展 [J]. 肠外与肠内营养, 2010, 17（03）: 186-90.

[139] SCHLEY P D, BRINDLEY D N, FIELD C J.（n-3）PUFA alter raft lipid composition and decrease epidermal growth fac-

tor receptor levels in lipid rafts of human breast cancer cells [J]. J Nutr, 2007, 137 (3): 548-53.

[140] STUEHR D J, NATHAN C F. NITRIC OXIDE. A macrophage product responsible for cytostasis and respiratory inhibition in tumor target cells [J]. J Exp Med, 1989, 169 (5): 1543-55.

[141] OGILVIE G K, FETTMAN M J, MALLINCKRODT C H, et al. Effect of fish oil, arginine, and doxorubicin chemotherapy on remission and survival time for dogs with lymphoma: a double-blind, randomized placebo-controlled study [J]. Cancer, 2000, 88 (8): 1916-28.

[142] LOOK A R G, WING R R. Long-term effects of a lifestyle intervention on weight and cardiovascular risk factors in individuals with type 2 diabetes mellitus: four-year results of the Look AHEAD trial [J]. Arch Intern Med, 2010, 170 (17): 1566-75.

[143] JONES L W, DEMARK-WAHNEFRIED W. Diet, exercise, and complementary therapies after primary treatment for cancer [J]. Lancet Oncol, 2006, 7 (12): 1017-26.

[144] SPENCE R R, HEESCH K C, BROWN W J. Exercise and cancer rehabilitation: a systematic review [J]. Cancer treatment reviews, 2010, 36 (2): 185-94.

[145] 尹源，张波. 从胃肠间质瘤的临床诊疗看医学技术与人文关怀的辩证统一 [J]. 中华胃肠外科杂志，2020，23 (09): 852-7.

[146] REICHARDT P, MOROSI C, WARDELMANN E, et al. Gastrointestinal stromal tumors: evolving role of the multidisciplinary team approach in management [J]. Expert Rev Anticancer Ther, 2012, 12 (8): 1053-68.

[147] KIM W S, JAMES D, MILLSTINE D M. Integrative medicine therapeutic approaches to cancer care: patient preferences from focus groups [J]. Support Care Cancer, 2019, 27

(8)：2949-55.

[148] GEFFEN J R. Integrative oncology for the whole person：a multidimensional approach to cancer care [J]. Integr Cancer Ther，2010，9（1）：105-21.

[149] 樊代明. 整合肿瘤学·临床卷 [M]. 北京：科学出版社，2021.

[150] 曹晖，汪明. 多学科合作模式在胃肠间质瘤诊治中的价值与实施 [J]. 中华胃肠外科杂志，2012，03）：231-3.

[151] MULLADY D K，TAN B R. A multidisciplinary approach to the diagnosis and treatment of gastrointestinal stromal tumor [J]. J Clin Gastroenterol，2013，47（7）：578-85.

[152] HASSANZADEH-RAD A，YOUSEFIFARD M，KATAL S，et al. The value of（18）F-fluorodeoxyglucose positron emission tomography for prediction of treatment response in gastrointestinal stromal tumors：a systematic review and meta-analysis [J]. J Gastroenterol Hepatol，2016，31（5）：929-35.

[153] KOO H J，SHIN J H，SHIN S，et al. Efficacy and Clinical Outcomes of Transcatheter Arterial Embolization for Gastrointestinal Bleeding from Gastrointestinal Stromal Tumor [J]. J Vasc Interv Radiol，2015，26（9）：1297-304.

[154] 何裕隆，徐建波. 胃肠间质瘤多学科综合治疗协作组诊疗模式专家共识 [J]. 中国实用外科杂志，2017，37（01）：39-41.

[155] KANG YK，KANG HJ，KIM KM，et al. Clinical Practice Guideline for Accurate Diagnosis and Effective Treatment of Gastrointestinal Stromal Tumor in Korea [J]. Cancer Res Treat. 2012；44（2）：85-96.

[156] 何裕隆，张信华，侯洵. 胃肠间质瘤多学科综合治疗的价值及评价 [J]. 中国实用外科杂志，2015，35（04）：349-52.

[157] 易鑫，罗诗樵. 胃肠间质瘤肝转移的治疗 [J]. 中国普外基

础与临床杂志，2020，27（06）：774-80.

[158] PATRIKIDOU A，CHABAUD S，RAY-COQUARD I，et al. Influence of imatinib interruption and rechallenge on the residual disease in patients with advanced GIST：results of the BFR14 prospective French Sarcoma Group randomised，phase III trial [J]. Ann Oncol，2013，24（4）：1087-93.

[159] DU C Y，ZHOU Y，SONG C，et al. Is there a role of surgery in patients with recurrent or metastatic gastrointestinal stromal tumours responding to imatinib：a prospective randomised trial in China [J]. Eur J Cancer，2014，50（10）：1772-8.

[160] CUARON J J，GOODMAN K A，LEE N，et al. External beam radiation therapy for locally advanced and metastatic gastrointestinal stromal tumors [J]. Radiat Oncol，2013，8：274.

[161] KATAYANAGI S，YOKOYAMA T，MAKUUCHI Y，et al. Long-Term Survival After Multidisciplinary Treatment Including Surgery for Metachronous Metastases of Small Intestinal Gastrointestinal Stromal Tumors after Curative Resection：A Case Report [J]. Am J Case Rep，2019，20：1942-8.

[161] 樊代明. 整合肿瘤学·基础卷[M]. 西安：世界图书出版西安有限公司，2021.